高绍芳 著

中医临证辨治经验谈

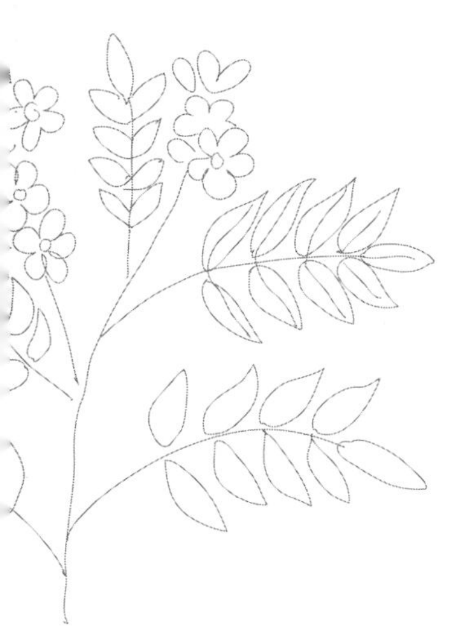

中国中医药出版社
·北京·

图书在版编目（CIP）数据

中医临证辨治经验谈 / 高绍芳著 .—北京：中国中医药出版社，2020.10

ISBN 978-7-5132-6409-9

Ⅰ.①中… Ⅱ.①高… Ⅲ.①辨证论治 Ⅳ.①R241

中国版本图书馆 CIP 数据核字（2020）第 172405 号

中国中医药出版社出版

北京经济技术开发区科创十三街 31 号院二区 8 号楼

邮政编码　100176

传真　010-64405750

河北新华第二印刷有限责任公司印刷

各地新华书店经销

开本 880×1230　1/32　印张 8.75　字数 202 千字

2020 年 10 月第 1 版　2020 年 10 月第 1 次印刷

书号　ISBN 978－7－5132－6409－9

定价　45.00 元

网址　www.cptcm.com

社 长 热 线　010-64405720

购 书 热 线　010-89535836

维 权 打 假　010-64405753

微信服务号　zgzyycbs

微商城网址　https://kdt.im/LIdUGr

官 方 微 博　http://e.weibo.com/cptcm

天猫旗舰店网址　https://zgzyycbs.tmall.com

如有印装质量问题请与本社出版部联系（010-64405510）

序

中医有几千年的传承历史，但是现在却经常被称为“慢郎中”，以及现代中医大夫西化严重，这些状况归根结底还是中医人自身缺乏中医的辨证思维。自从中医药在防治“非典”及新型冠状病毒肺炎中显示出强大作用后，中医人的自信心得到了加强，学习中医已是很多医者的迫切需求。

辨证论治是中医学的精华所在，四诊合参又是中医辨证的核心方法，这二者是中医临床诊治疾病的利器。前人有云：“熟读王叔和，不如临证多。”学中医者在汲取《黄帝内经》《难经》《伤寒杂病论》《神农本草经》等中医典籍精华的同时，也要早临证，多临证。

我的学生高绍芳教授从临床病例入手，娴熟运用中医经典理论，四诊合参，对外感病证进行辨证论治，运用《伤寒论》六经辨证详细分析外感病证，引经典，用经方，将复杂的病机简单而直接化，便于掌握，易见实效。

在本书中，高绍芳教授还谈了她对中医诊疗思维，中医健康观、发病观等问题的认识，以及对临床各种病证的独到见解和经验，实属不易。

本书为广大中医人临床辨证论治提供指导，是对中医发展所做的实实在在的贡献。

本书得以出版，也是为师之心愿，愿所有中医学子“读经典，做临床”，将中医传承下去！

国医大师 李佃贵

2020年7月

前 言

中医药学博大精深，既有着完善的理论基础，又可以在临床实践中诊治千变万化的疾病，以其确凿的临床疗效展示着几千年传承下来的中医之美。它的“美”体现在诊治疾病过程中的“辨证论治”。知常方可达变，传承中医经典的常，学习教材中各个知识点的常，方可应对临床疾病发展过程中的变，最终能够“短、平、快”地解决患者的疾苦。医者要想提高自己的诊疗水平，就必须具备扎实的理论基础，更重要的是还要学习前辈们的临床经验进行实战，方能体现出中医强大的生命力。

从基础到临床，要求我们中医人锲而不舍地潜心探索，师仲景“勤求古训，博采众方”，遵《内经》“谨守病机，各司其属，有者求之，无者求之”之旨，辨证准确，针药结合，方可有功。

余 1996 年毕业于河北医科大学中西医结合专业，后又在该校攻读中医专业硕士、博士研究生，不断完善自己的中医理论基础，深入理解四大经典的精髓，博采众多医学大家的学术思想并应用于临床，先后跟师李士懋和李佃贵国医大师进行临床实践活动。随着中医知识和临证经验的积累、沉淀，临床对一些病证的诊治常常能“效如桴鼓”，并在多年针对基层医务人员的临证带教过程中有些浅得，愿与中医同行们一起分享。

本书是笔者临床一线诊治经验的真实记录，从医生的角度将临床诊疗一一记录在案，是与患者沟通交流所得的最准确的感冒、发热、咳喘病案集。另外，从教育者的角度来看，这份经过实践的诊疗经验对中医初学者也是培养中医辨证思维的珍贵资料。譬如：外感病传变迅速，难以摸清疾病病情发展方向；本着传颂经典的原则，运用《伤寒论》六经辨证详细分析外感病证，引经典、用经方，将复杂的病机简单而直接化；现代发热并不局限于外感发热，通过六经辨证分析发热的三阴发热证候，“观其脉证，知犯何逆，随证治之”；详细讲述“肺气实则咳喘”，并给出一系列针药结合诊治咳喘病证的实用治疗方案。诊治疾病的前提是平衡观，取得疗效的关键是把握好辨证关、用药关、剂量关、煎煮关、服药关。根据中医治疗的健康观、发病观，把握住治疗疾病的关键，治病先治本，在把握阴阳平衡的观点下进行分析；从疾病的病因、病位、病性、病势，详细了解疾病发展的特点；论证中医的诊治原则与用药原则，中医不是慢郎中，树立中医诊疗疾病的信心，推荐学习中医的八字方针——博学强记，慧悟通达。

本书可以作为在校学生、中医临床工作者、中医研究者和爱好者、基层医务人员及西学中的医务人员等临床辨证论治的指导用书，意在为弘扬中医做出微薄贡献。

本书整理仓促，加之笔者虽有济世之心，但悟性有限，临证不广，对经典论述有所局限，望同人提出宝贵意见，以期再版修订。

高绍芳

2020 年 6 月

目录

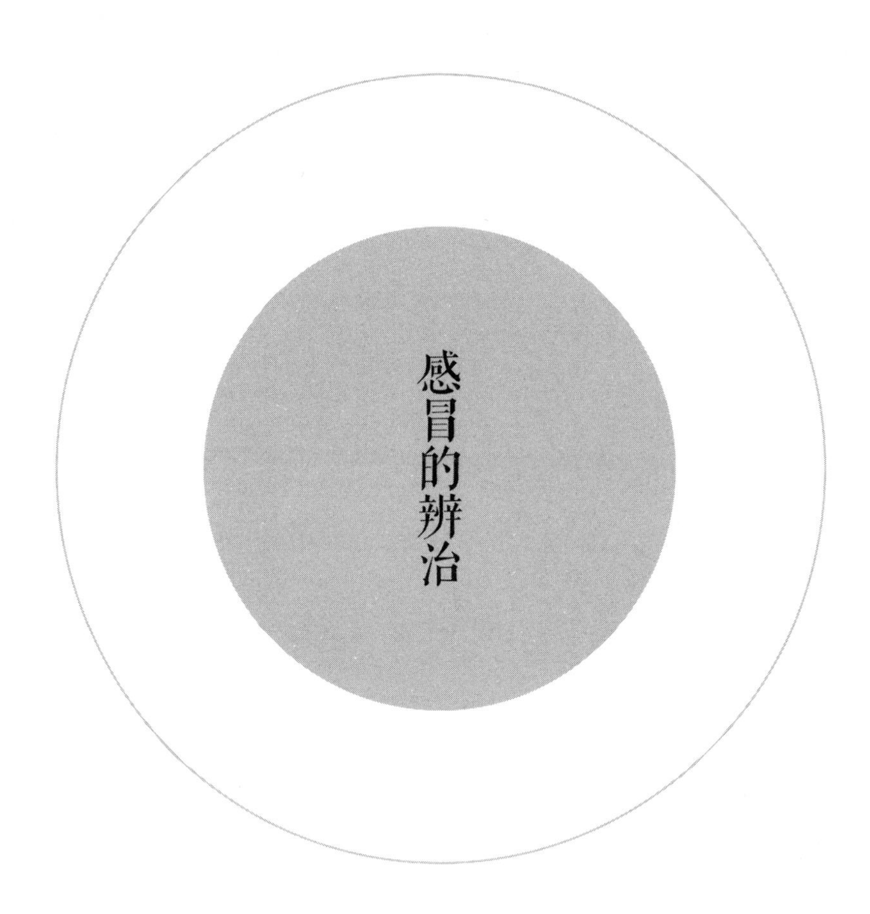

感冒的辨治

现在有许多中医师在临证中存在很多辨证的困惑，加之受到中西医诊治疾病差异的冲击，逐渐偏离了中医的辨证思维，导致面对最简单易治的感冒病证竟无从下手，悲也！下面的情况就充分体现了这一点，中医经典知识不扎实，临证时中医辨证出现迷茫。我们就从这个答疑入手，来学习临床最常见的疾病——感冒的六经辨证论治。（图 1，图 2）

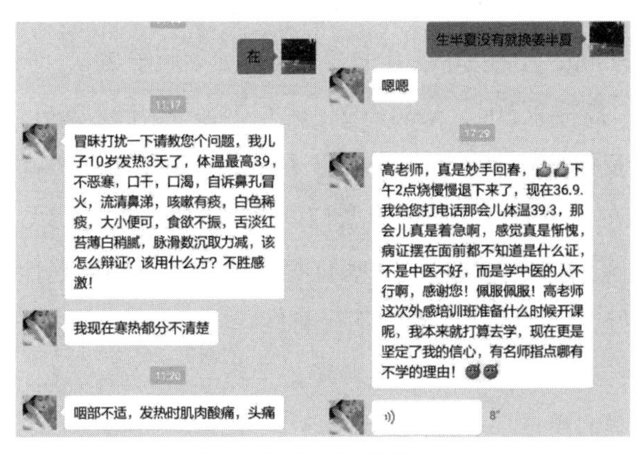

图 1　高老师指导学生 1

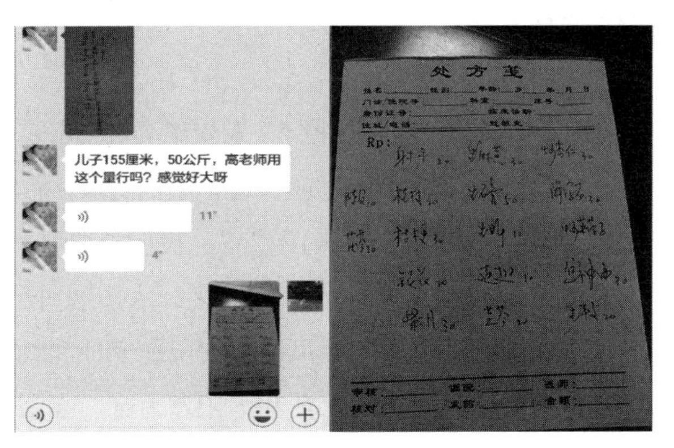

图 2　高老师指导学生 2

学生问：高老师，冒昧打扰，请教您一个问题。我儿子10岁，发热3天了，体温最高39℃，不恶寒，发热时肌肉酸痛，头痛，口干，口渴，自诉鼻孔冒火，流清鼻涕，咽部不适，咳嗽有痰，白色稀痰，大小便可，食欲不振，舌淡红苔薄白稍腻，脉滑数，沉取力减。这该怎么辨证？该用什么方？

老师答：我遥控开一个方，你给孩子用用看。处方：射干20g，生麻黄30g，炒杏仁30g，陈皮10g，桂枝20g，生石膏50g，海浮石30g，茯苓30g，桔梗30g，生甘草10g，炒莱菔子20g，金银花20g，连翘10g，焦神曲30g，柴胡30g，黄芩20g，生半夏20g。

学生反馈：高老师，您真是妙手回春！下午2点烧就慢慢退下来了，现在36.9℃。上午我给您打电话那会儿体温39.3℃，那会儿真是着急啊！感觉真是惭愧，病证摆在面前都不知道是什么证。不是中医不好，而是学中医的人不行啊！

感言：只要我们在中医经典理论的指导下“辨准证，用对药”，像感冒这样的病证一般都能做到1剂即可，药到病除。

从伤寒六经谈感冒

感冒，俗称“伤风”，气候变化时，发病率会有所升高，有季节性规律，无明显流行特点。感冒之证，属三阳病者居多，当然在临床中由于患者体质不同，也会有太阴感冒、少阴感冒和厥阴感冒，但相对较少。而三阳病当中又以太阳病居多，太阳病可分为经证、腑证两类。太阳经证可分为太阳中风证、太阳伤寒证和太阳温病三种证型；太阳腑证可分为太阳蓄水证和太阳蓄血证。在临床中，感冒大多见于太阳经证，而太阳腑证多见于内科的其他病证，如急性的泌尿系感染、膀胱炎等。中医诊治感冒不论是病毒还是细菌感染，辨证论治是其核心。

如何区分感冒是太阳中风证还是太阳伤寒证呢？其实很简单，一个有汗一个无汗。如果有汗，多是太阳中风证，用桂枝汤来加减治疗；如果无汗，则多为太阳伤寒证，用麻黄汤加减治疗。那太阳温病是怎么回事呢？答案是汗出受风，表现为项强、咽痛。例如有的人锻炼时出了一身汗，然后到空调屋里对着空调吹，想赶紧凉快下来，结果第二天就出现感冒发热的症状，汗出受风就是太阳温病。太阳温病，用葛根汤加减来治疗。

如果见到以“口苦，咽干，目眩”为主症的少阳病，可用柴胡剂。临床可以用小柴胡汤，也可以用大柴胡汤，但要先看患者的体质是什么样的。如果素有阳明实热，表现为便秘的证候，可以用大柴胡汤。

阳明病分为阳明经证和阳明腑证，阳明经证有四大症——大热、大汗、大烦渴、脉洪大，小儿比较多见。孩子发高烧的时候面目红赤，脉跳得特别厉害，想喝凉水，这已经不是太阳证，而是传到阳明了，属阳明经证。阳明经包括手阳明大肠经和足阳明胃经。如果出现上吐下泻并作的症状，又兼有外感表证，中医将其归属为“霍乱”，西医称为“胃肠型感冒”。上吐是胃失和降，胃气上逆造成的，下泻是大肠传导失司造成的，但无论病位是在胃还是大肠，从六经辨证看都属于阳明证，又吐又泻多为表邪入里，直犯阳明，一般用葛根黄芩黄连汤加减来治疗。

这就是我们说的感冒，有太阳病证、少阳病证和阳明病证，再细化分的话就是太阳伤寒证、太阳中风证和太阳温病。太阳伤寒证无汗，会用到麻黄汤；太阳中风有汗，会用到桂枝汤；太阳温病，是汗出受风，咽红，项强，津液不能上承，这时会用到葛根汤。少阳病证会用到柴胡剂；阳明经证会用到白虎汤。这就是中医的奥妙所在，“大道至简”，没那么复杂！当然，临床上会有多经兼夹，不是单一发病。（图3）

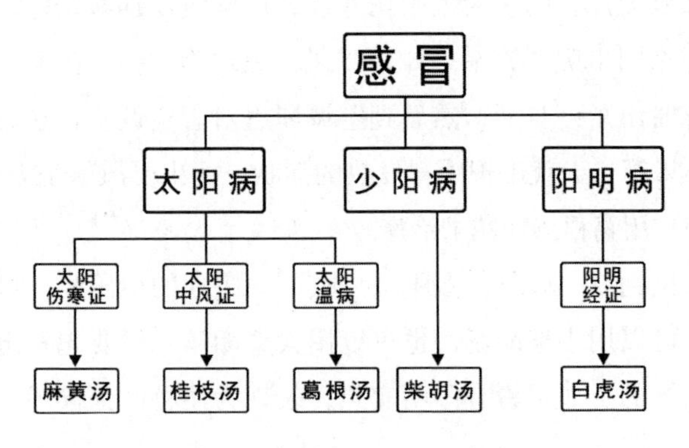

图3　感冒三阳辨治示意图

一则感冒的典型病例

王某，女，7岁。2016年3月4日初诊。

现病史：主诉鼻塞、流清涕，伴恶寒发热1天。1天前患儿受风着凉后引发鼻塞，流清鼻涕，打喷嚏，头痛，无汗，怕冷，口渴，乏力，发热，体温上午37℃，下午到晚上高达39℃，二便可，语声短促，面色红赤，舌红苔白，脉浮数。

处方：桂枝40g，白芍30g，半夏20g，陈皮10g，厚朴20g，杏仁30g，丹皮10g，麻黄10g，葛根60g，川芎60g，白芷20g，神曲30g，茯苓20g，泽泻20g，辛夷10g，苍耳子10g。

医嘱：①禁甜凉、辛辣、油腻食物食品，心态平和，适度运动，适寒温，慎起居。②煎煮方法：先将上述药物在冷水中浸泡 30 分钟，然后大火烧开后转中火煮 30 ～ 40 分钟。注：煎药中途，如遇水量不够时，要停火加入开水后再煎；煎完药，如若药液过多，可先过滤后再煎药液，留取 500mL 即可。③服药说明：边煎边服，在转中火开锅后 5 ～ 10 分钟时，舀出一小碗喝完；过 10 分钟再舀出一小碗喝完；再熬 10 分钟后关火，将药倒出来过滤。剩下的药要分多次服用。服药后盖上被子，若此时微汗出，即可停药，不可过服。

服药 1 剂后痊愈。

辨证思路：因为小儿的生理特点是脏腑娇嫩，形气未充，且五脏特点有“三不足”和“二有余”。“三不足”是指肺、脾、肾三脏不足，中医认为“邪之所凑，其气必虚”，所以临床中小儿肺系、脾系和肾系的疾患相对较多；“二有余”是指心、肝两脏有余，易致心肝火旺，所以孩子容易急躁、发脾气。小儿形气未充，脏腑娇嫩，对外界的适应能力差，肺主皮毛、开窍于鼻，所以容易感受外邪，引起感冒。

方用葛根汤合二陈汤加减。加川芎、白芷，治疗头痛；加辛夷、苍耳子，治疗鼻塞、流鼻涕。因为小儿肺脏娇嫩，脾常不足，神气怯弱，感邪之后易出现夹痰、夹滞、夹惊的兼证，故在本病例中应兼顾小儿脾功能差的特点，合用二陈汤来治疗夹痰的证候。

大家看到了，这个患儿感冒 1 剂即愈。为什么治疗效果这么好呢？这就是正确应用了《伤寒论》的六经辨证论治。

感冒的问诊思路

感冒的问诊思路，可以参考清代陈修园的十问歌赋（《医学实在易·问证诗》）：“一问寒热二问汗，三问头身四问便，五问饮食六胸腹，七聋八渴俱当辨，九问旧病十问因，再兼服药参机变。妇女尤必问经期，迟速闭崩皆可见，再添片语告儿科，天花麻疹全占验。”

当我们遇到感冒患者，首先要问的症状是怕不怕冷，有没有汗，有无头痛、身痛等症状。若有汗，再问口渴与不渴，有汗的人会感觉身上很凉，有的人出大汗后，冷得浑身打哆嗦，这是因为津能载气，汗出损伤阳气所致。口渴是伤津的表现，伤津之后人会饮水自救。只要有汗、口不渴就用桂枝汤；若是无汗、口渴、怕冷，则用葛根汤；若无汗、口不渴、头身痛，用麻黄汤。所以问诊很重要。只要抓住这些主症，再结合其他症状加减用药即可。中医是把“复杂的问题简单化”，千万不要把简单的问题复杂化，只要问诊详尽，辨证思路清晰，再配合正确用药就会取得显著的疗效。

一、头痛、身痛

感冒会出现头痛、身痛、骨节疼痛等症状，这是太阳经气不通所引发的。当出现头痛、身痛的时候，我们就要问患者是有汗还是无汗。（图 4）

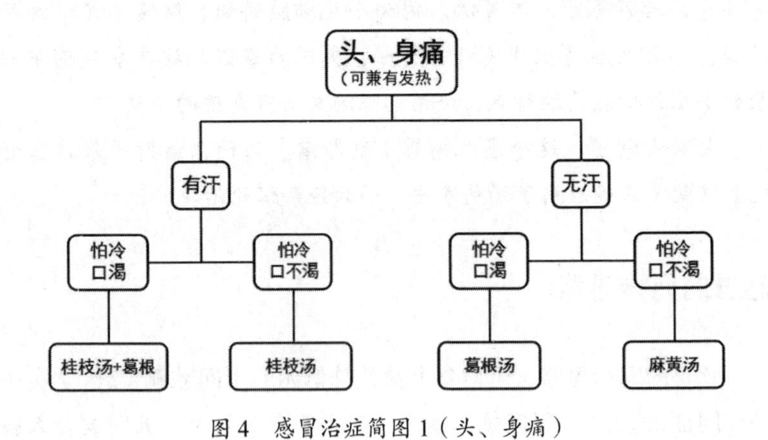

图 4　感冒治症简图 1（头、身痛）

（一）有汗

如果患者说有汗，紧接着要问怕不怕冷？再问口渴不渴？

1. 怕冷、口不渴

如果不渴，又兼有出汗，汗液也是津液的一种，津能载气，出汗以后阳气也随之损伤，必然有一个怕冷的结果，风一吹过来就感到冷，身上会起鸡皮疙瘩。而口不渴，说明没有伤津或伤津还不是非常严重。此时用桂枝汤。

2. 怕冷、口渴

如果怕冷、口渴怎么办？口渴说明伤津比较严重，可以在桂枝汤的基础上加具有生津作用的葛根。

（二）无汗

如果患者说无汗，往往都是机体伤于寒所造成的。紧接着也是问怕不怕冷？如有怕冷的话，再问口渴与不渴？

1. 怕冷、口渴

口渴就是津液损伤了，用葛根汤治疗。

2. 怕冷、口不渴

口不渴，表明只是单纯的太阳病，而且是太阳伤寒证，没有伤到津液，用麻黄汤治疗。

二、鼻塞（可兼有发热）

在感冒的过程中还会有鼻塞、流鼻涕的症状。如果患者出现鼻塞的症状，那么我们要问是有汗还是无汗。（图 5）

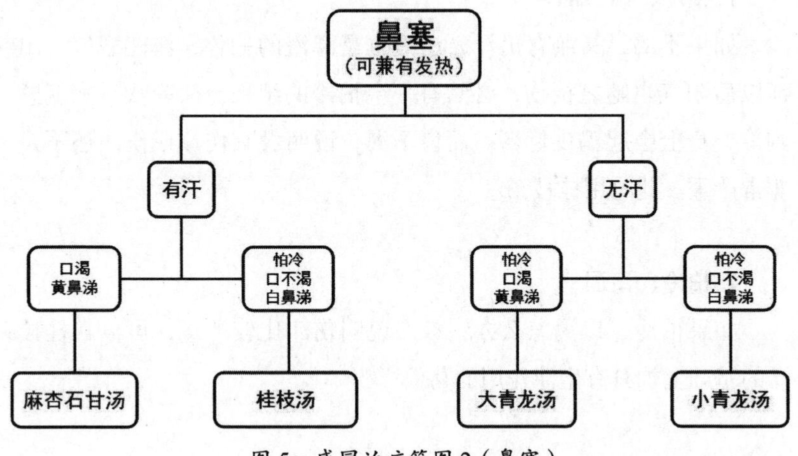

图 5　感冒治症简图 2（鼻塞）

（一）有汗

如果患者说有汗，紧接着问口渴不渴？

1. 口渴

如果口渴，并且流黄鼻涕，说明有内热，会用到解表清内热的麻杏石甘汤。

2. 口不渴

如果口不渴，并且流清鼻涕，说明太阳病没有里热的状况，所以用桂枝汤。

（二）无汗

无汗说明是外在的表实证，这是因为伤于寒，寒主收引，腠理闭塞，汗不得出。如果患者说无汗，紧接着问口渴不渴？

1. 口渴

如果口渴，并且流黄鼻涕，说明内热伤津了，外边是寒的里边是热的，这就是寒热错杂的证候，即笔者总结的方歌“表寒里热大青龙”，用大青龙汤。

2. 口不渴

如果口不渴，并且流清鼻涕，说明外边是寒的，里边也有寒饮，即方歌“表寒里寒（饮）小青龙”，用小青龙汤。

三、咽喉痛（可兼有发热）

有的患者感冒，一开始就是咽喉痛，这时接着问患者有汗还是无汗。（图6）

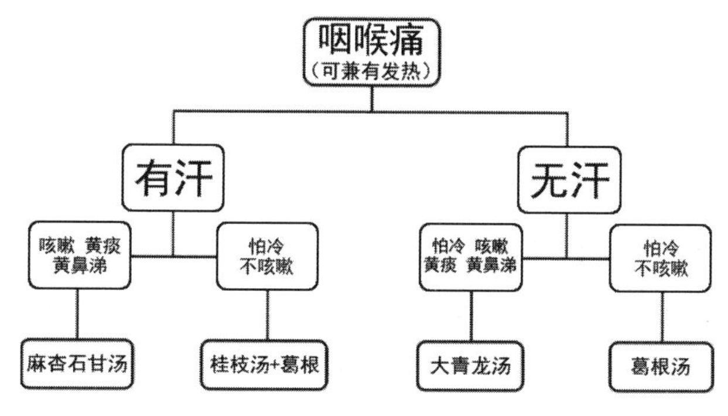

图6　感冒治症简图3（咽喉痛）

（一）有汗

咽喉痛，如果患者说有汗，接着问有无咳嗽。

1. 咳嗽

如果咳嗽，并且有黄痰且流黄鼻涕，这就是我们所说的一派热象，所以其咽喉痛也是内热熏蒸造成的，会用到麻杏石甘汤。

2. 不咳嗽

如果不咳嗽，咽喉痛说明火热伤津液，加上有汗，所以应在桂枝汤的基础上加能够生津的葛根，就是桂枝加葛根汤。

（二）无汗

无汗是外伤于寒，所以怕冷，接下来就问患者咳不咳嗽？

1. 咳嗽

如果咳嗽，并且有黄痰，还流黄鼻涕，说明外边是寒的里边是热的，还是“表寒里热大青龙”，用大青龙汤。

2. 不咳嗽

如果不咳嗽，会用到葛根汤。

四、咳嗽（可兼有发热）

后文有专门介绍咳嗽的篇章，在此介绍的是外感咳嗽。咳嗽这个病证并不见得好治，因为中医认为“五脏六腑皆令人咳，非独肺也”！但是外感咳嗽相对好治一些。如果患者感冒咳嗽，紧接着问

有汗还是无汗，即先判断是太阳伤寒证还是太阳中风证。（图 7）

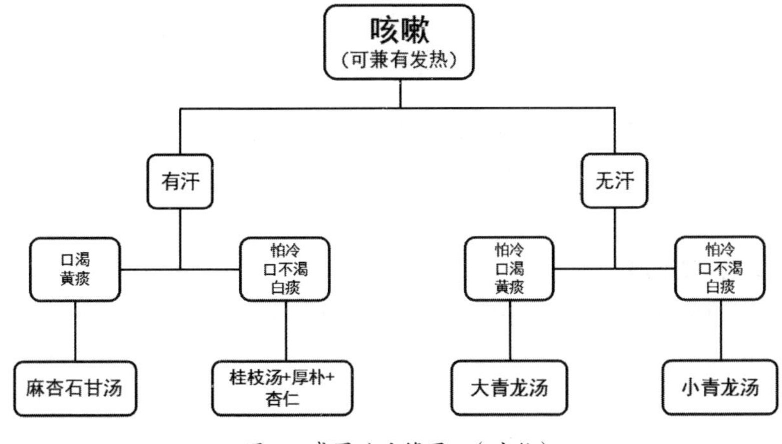

图 7　感冒治症简图 4（咳嗽）

（一）有汗

如果患者说有汗，紧接着问口渴不渴？

1. 口渴

如果口渴，并且有黄痰，说明有内热，用麻杏石甘汤。

2. 口不渴

如果口不渴，并且有白痰，说明里边有寒湿，用桂枝加厚朴杏子汤。有汗属于太阳中风证的症状，选择桂枝汤，再加上咳嗽有痰，就用桂枝加厚朴杏子汤。

（二）无汗

如果患者说无汗，紧接着问口渴不渴?

1. 口渴

如果口渴，并且有黄痰，说明有内热，外边是寒的里边是热的，“表寒里热大青龙”，所以用大青龙汤。

2. 口不渴

如果口不渴，并且有白痰，说明外边是寒的里边也是寒的，“表寒里寒（饮）小青龙”，所以用小青龙汤。

【验案选录】

李某，女，5 岁。

现病史：咳嗽咯痰 3 天。咳嗽声音重着沉闷，咳嗽有痰，痰白黏不易咳出，恶心呕吐，夜间尤甚，二便可，舌质红有芒刺，苔薄白，脉浮紧。

处方：桔梗 60g，甘草 20g，茯苓 30g，五味子 10g，干姜 10g，细辛 10g，生麻黄 10g，杏仁 30g，冬瓜仁 30g，炒麦芽 30g，莱菔子 20g，麦冬 60g，海浮石 30g，百部 30g。2 剂。

医嘱：禁甜凉、辛辣、油腻食物食品，心态平和，适度运动，适寒温，慎起居。

服药 1 剂后，痊愈。

辨证思路：本病由寒痰和内饮引起，故见咳声重着沉闷，痰白黏；湿痰中阻，脾胃为湿所困，胃失和降，故兼恶心呕吐。

方用小青龙汤合桔梗甘草汤加减。因疾病根本病因为寒，咳嗽有痰，外寒内饮，用小青龙汤为底方。因患者有痰不易咳出，桔梗甘草汤又称排脓汤，加海浮石，祛痰外出，这也是“汗、吐、下”三法中的一种，给邪以出路；痰黏，舌有芒刺，说明有化热的倾向，这是积滞导致的积而化热，所以加炒麦芽、莱菔子等药物来消积除热。诸药合参，服药1剂后痊愈，中病即止，余药停服。

五、发热

这里介绍的发热仅限外感发热。感冒发热，首先要问有汗无汗。（图8）

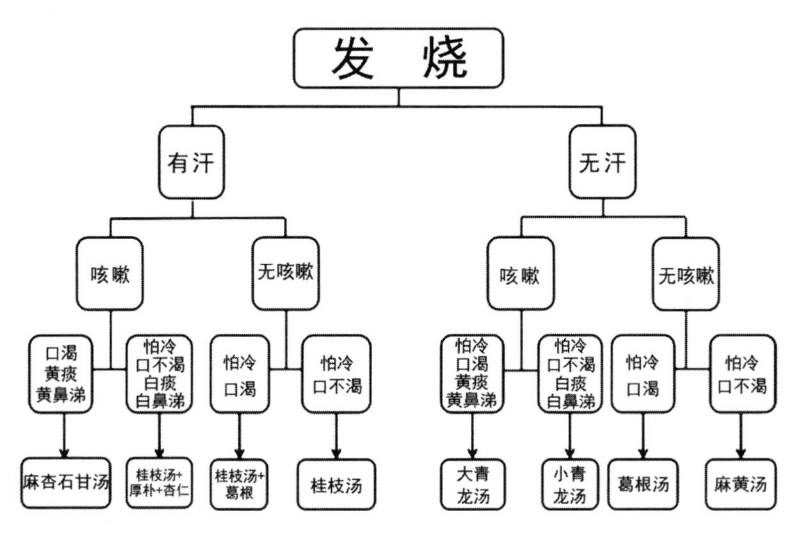

图8　感冒治症简图5（发热）

（一）有汗

如果患者说有汗，再问有没有咳嗽？

1. 咳嗽

如果有咳嗽，紧接着问口渴不渴？

（1）口渴：口渴，并且咳黄痰，流黄鼻涕，这是一派热象，用麻杏石甘汤。

（2）口不渴：口不渴说明没有伤津，加上有白痰，流清鼻涕，这是一派寒湿之象，所以用桂枝加厚朴杏子汤。

2. 不咳嗽

如果不咳嗽，紧接着问口渴不渴？

（1）口渴：如果口渴，说明伤津了，所以在桂枝汤的基础上加能够生津的葛根，就是桂枝加葛根汤。

（2）口不渴：如果口不渴，说明没有伤津，就不需要用葛根，用桂枝汤即可。

（二）无汗

无汗是太阳伤寒证，所以会怕冷。如果患者说无汗，再问他有没有咳嗽？

1. 咳嗽

如果有咳嗽，紧接着问口渴不渴？

（1）口渴：如果口渴，并且有黄痰，流黄鼻涕，出现黄痰、黄鼻涕说明有内热，外边是寒的里边是热的，“表寒里热大青龙”，所以用大青龙汤。

（2）口不渴：如果口不渴，并且有白痰，流清鼻涕，说明外边是寒的里边也是寒的，“表寒里寒（饮）小青龙”，所以用小青龙汤。

2. 不咳嗽

如果不咳嗽，紧接着问口渴不渴？

（1）口渴：如果口渴，用兼能生津的葛根汤。

（2）口不渴：如果口不渴，用麻黄汤即可。

另外，除了详细的问诊外，临床还要注意两种特殊情况：①胃肠型感冒：表现为上吐下泻。这是病在太阳，还没到阳明病的阶段，方用五苓散。例如在夏季伏天出去玩，吃不对东西所引发的上吐下泻，这时大便没臭味而是清水样的，口不渴，说明寒湿在体内蓄积且到膀胱了，所以用五苓散。如果大便臭秽，用葛根芩连汤，但证型就不一样了。②经期感冒：有很多女性，在经前期刚刚要来月经或者月经期间是很容易感冒的，这就是邪入血室。这种情况一般直接用小柴胡汤就可以。

感冒病属太阳病一般就是上面这些情况，临床辨证一定要细。首先判断是太阳中风证还是太阳伤寒证，大方向不要错。只有辨证准确，才能用药得当。

感冒与六经辨证

前面谈了，感冒从六经来辨证的话，属三阳病者居多，而三阳病当中又以太阳病居多。太阳病可分为经证、腑证两类，在临床中，感冒大多见于太阳经证。下面就来具体谈谈感冒的六经辨证。

一、太阳病证的辨治

太阳病提纲："太阳之为病，脉浮，头项强痛而恶寒。"临床中见到头痛、项强、恶寒时，提示为太阳病，其脉象为浮。脉浮说明病变位于表而不在里。

（一）太阳经证

太阳经证又可分为太阳中风证、太阳伤寒证、太阳温病三种证型。太阳中风证又称为太阳表虚证，太阳伤寒证又称为太阳表实证，太阳温病则属于汗出受风而体内津液受损。这三种证型均属表证，所以均有“发热，头痛，脉浮”。其治疗原则，郝万山老师总结的“实人伤寒发其汗，虚人伤寒建其中”让笔者受益不浅，遵此施治，屡收良效。

如何区分太阳经证中的三个证型呢？其有典型的鉴别要点：太阳中风证，有汗；太阳伤寒证，无汗；太阳温病，发热、口微渴、舌质红绛。

1. 太阳中风证

太阳病，发热，汗出，恶风，脉缓者，名为中风。（2）

（注：原文后的阿拉伯数字为《伤寒论》原文序号，全书同）

[病因] 风寒袭表，以风为主。

[病机] 风邪袭表，卫强营弱，营卫失和。

[主症] 发热，汗出，恶风。

发热是气血外达，正邪相争所致，所以发热、发高烧并不见得是坏事，这就是邪正交争的发病观。

汗出是卫外不固，“邪之所凑，其气必虚”，卫气不固，营阴失守就会导致汗出。

恶风是汗出腠理疏松，不胜风寒所引发。

[脉象特点]（浮）缓。浮则为风，浮则为表；缓是脉来得较慢，

说明体内营虚。肌腠被伤，经气外泄，营阴不足，就像水流，水特别少的时候过不来，此时就会变缓。

［治法方药］太阳中风证为太阳表虚证，治法为调和营卫，主方用桂枝汤。

2. 太阳伤寒证

太阳病，或已发热，或未发热，必恶寒，体痛，呕逆，脉阴阳俱紧者，名为伤寒。（3）

［病因］寒邪袭表。

［主症］或已发热，或未发热，必恶寒，体痛，呕逆。

太阳伤寒证虽然也有发热的症状，但是这个发热和太阳中风证不一样，并且患者体质强和体质弱的情况也不一样。体质较强者，恶寒与发热并见；体质较弱者，先恶寒后发热或者不发热。所以发热并不能作为太阳伤寒证的诊断标准，

患病时阳不能够达于四肢，阳气到不了的地方必然是寒的、怕冷的，所以必恶寒。

寒邪外束，寒凝血瘀，经脉当中运行的是气血，经脉受损，气血受阻，运行不畅，不通则痛，所以体痛。

风寒外袭，毛窍壅滞，卫气不通，胃气上逆则导致呕逆。很多人都有这样的经历，一着凉就开始恶心打嗝，喝点生姜红糖水也许就解决了，或者用个热水袋暖暖就解决了，这就是“寒者热之”的具体应用。

［脉象特点］脉阴阳俱紧。紧脉绷急弹指，状如牵绳转索。紧脉的脉象特点是脉势紧张有力，坚搏抗指，脉管的紧张度、力度均比弦脉高，其指感比弦脉更加绷急有力，且有旋转绞动或左右弹指的

感觉，但脉体较弦脉柔软。这种脉象多见于实寒证，疼痛和食积等。

［治法方药］太阳伤寒证为太阳表实证，治法为发汗解表、宣肺平喘，主方为麻黄汤。

3. 太阳温病

太阳病，发热而渴，不恶寒者，为温病。（6）

［病因］“冬伤于寒，春必病温。”病因与寒邪密切相关，至于发病与否则与体质有关。

［主症］口微渴，发热，项背强直。

体内的津液损伤，人要饮水自救，则出现口渴。

津液称为阴液，津液损伤了，阳相对而言偏旺，所以出现发热。

津液不能滋润经络，导致经络拘急，项背强直。

［脉象特点］脉来浮数。汗出，体内的热就偏盛，数则为热，所以脉是浮数。

［治法方药］治法为辛凉解表，主方为葛根汤。

（二）太阳腑证

太阳腑证分为太阳蓄水证和太阳蓄血证。邪气内入膀胱经，膀胱气化功能失调，以致气结水停，小便不利，为蓄水证。热结下焦，瘀血不行，以致硬满如狂，小便自利，为蓄血证。

怎么区分蓄水证和蓄血证呢？蓄水证是邪入膀胱气分，故只有小便不利而无神志症状；蓄血证是邪入膀胱血分，故只有神志症状而无小便不利。蓄水证是小便不利，就是水停在那里，不能够进行正常的代谢，所以称为太阳蓄水证；蓄血证是小便自利。简言之，对蓄水证和蓄血证的区分，就是小便的通利与否。

1. 蓄水证

太阳病，发汗后，大汗出，胃中干，烦躁不得眠，少少与饮之，令胃气和则愈。若脉浮，小便不利，微热消渴者，五苓散主之。（71）

［病因］本证由太阳病汗不得法所致，会出现两种情况：一是汗出损伤津液，导致胃中津液不足证；二是外邪循经入腑，影响膀胱气化功能，形成太阳蓄水证。

［主症］烦躁不得眠，口渴，微热，脉浮，小便不利。

太阳病无论中风还是伤寒，均当发汗，但都不宜过汗，过汗必然伤津，使胃中津液亏乏，胃不和则卧不安，胃干气燥，故致烦躁不得眠。

水蓄于内，阳气不能化气生津，故可见口渴。但此时不能大量饮水，否则会有水停胃中之弊。需让患者少少饮水，使胃得滋润，津液慢慢恢复，待胃气调和则不药而愈。若津伤较重者，可根据具体情况配合其他方药进行治疗。

内陷表邪随经入腑，邪与水互结，导致膀胱气化不利，气化则水行，气不化则水不出，因而小便不利。

太阳病过汗后，表邪内陷，但仍有部分表邪羁留于表，故可见到微热、脉浮等症状。

［治法方药］蓄水证是邪入膀胱气分，治法为利气化水、外散风寒，主方为五苓散。

方中重用泽泻为君，利水渗湿，能够通利全身之水。臣以茯苓、猪苓助君药利水渗湿，茯苓利三焦之水，猪苓利下焦之水。佐以白术补气健脾以运化水湿，合茯苓既可彰健脾制水之效，又可奏输津四布之功，把全身的水利到下焦，从小便而解。又佐以桂枝温阳化气以助利水，并可辛温发散以祛表邪，一药而表里兼治。

蓄水证是因为膀胱气化功能失调而致水气停聚，气化功能差是因为阳气弱，阳气弱是因为心火不能下移小肠，致使下焦过寒，用桂枝能够把心火导到下焦去，让下焦暖起来。

2. 蓄血证

太阳病不解，热结膀胱，其人如狂，血自下，下者愈。其外不解者，尚未可攻，当先解其外；外解已，但少腹急结者，乃可攻之，宜桃核承气汤。（106）

[病因] 太阳表邪不解，内传入里与血相搏。

[主症] 小腹急结或硬满，如狂，小便自利，身体发黄，脉沉结。

小腹急结或硬满是因太阳病不解，表邪随经化热入里，与血结于下焦少腹部位。

如狂是因热在血分，扰乱心神，神明不安，故躁动不安，似狂非狂。

小便自利提示病在下焦血分，膀胱气化功能未受影响。

身体发黄是蓄血发黄，病在血分，血热相结。

[脉象特点] 脉沉结。血蓄于里，瘀阻络道，脉道不利，所以脉沉而滞，甚则沉结。

[治法方药] 太阳蓄血证多表现为表里同病，其治疗当遵循先表后里的原则。如果表证未解先解表，如表解后而蓄血证不除再治里，否则易致外邪进一步内陷使病情转重。表邪解后，有如狂、小腹部拘结不舒者，说明蓄血证已成，且病势尚轻浅，可选桃核承气汤为主方，活血化瘀，通下瘀热。

（三）太阳病兼证

在临床上，感冒不是简单地照着太阳伤寒、太阳中风、太阳温病这些证型发病，而是复杂多变的，还会出现兼证。

1. 太阳中风兼气逆作喘

太阳病，下之微喘者，表未解故也，桂枝加厚朴杏子汤主之。（43）

太阳中风兼气逆作喘，用桂枝汤加厚朴、杏仁治之。

例如：患者体型肥胖，素有喘疾，体内停有痰饮，又出了汗，得了太阳中风证，同时喘疾又发作了，这时候就用到桂枝加厚朴杏子汤。

那么为什么要加厚朴和杏子呢？厚朴有专门理气宽肠的作用。肺与大肠相表里，临床可见很多患者尤其是小儿，感冒、发热的同时会出现咳喘，这即是因为大肠堵了，所以医生会用消积止咳口服液。加杏仁是因为它能够速降肺气，使肺气不上逆，而止咳喘。

2. 太阳病兼项背强几几

太阳病，项背强几几，反汗出恶风者，桂枝加葛根汤主之。（14）

太阳病，项背强几几，无汗恶风，葛根汤主之。（31）

太阳病兼项背强几几（拘急不舒），有汗属表虚，无汗属表实，虚者用桂枝加葛根汤，实者用葛根汤。

临床见到项背强几几这个症状，应该立刻想到葛根这味药，葛根长于缓解外邪郁阻、经气不利、筋脉失养所致的项背强痛。

3. 太阳病兼热郁于内

太阳病，发热恶寒，热多寒少。脉微弱者，此无阳也，不可发汗。宜桂枝二越婢一汤。（27）

太阳中风，脉浮紧，发热恶寒，身疼痛，不汗出而烦躁者，大青龙汤主之。（38）

太阳病兼热郁于内（内热，烦躁，口渴），有汗属表虚，无汗属表实，虚者用桂枝二越婢一汤，实者用大青龙汤。

4. 太阳病内夹水饮

伤寒，心下有水气，咳而微喘，发热不渴。服汤已渴者，此寒去欲解也。小青龙汤主之。（41）

太阳病内夹水饮（干呕，痰饮），如表实无汗，心下有水气，症见发热恶寒、无汗、喘咳、干呕，治以小青龙汤。

【验案选录】

笔者曾治疗一个患者，原本是咳嗽，不愿意吃中药，输了 7 天液也没好。找我看的时候，我给她开了 3 剂小青龙汤（因为输液就容易把寒湿引进来，所以用小青龙汤）。患者吃完 1 剂，一晚上咳嗽吐痰不断，吐出来的都是那种白色的黏液性东西，吐了半盆。患者很奇怪，说她好几天不吃饭了，为什么会吐出来这么多东西？这些东西是从哪儿来的呢？这就是我们中医所说的，三焦系统被水所阻了。我说接着吃，快好了。结果 3 剂药下去，疾病痊愈。

汗、吐、下三法是中医祛邪的三条途径，也就是说给邪以出路。当然吐法现在不太容易被患者接受，但是临床上当用还是要用。当患者心下有水气的时候，我们仍然会用到小青龙汤。

5. 太阳中风而水气痞积胸胁

太阳中风，下利呕逆，表解者，乃可攻之。其人漐漐汗出，发作有时，头痛，心下痞硬满，引胁下痛，干呕短气，汗出不恶寒者，此表解里未和也，十枣汤主之。（152）

如太阳中风而水气痞积胸胁，症见发热恶寒、汗出头痛、心下及胁部痞硬满痛、干呕短气，表证已解者，用十枣汤攻之。

十枣汤的组成为大戟、甘遂、芫花、大枣，前 3 味药在临床中不常用，因其有毒。我认为“是药三分毒，合理使用才是硬道理”，临证治疗就是用药物的偏性纠正人体的偏性，以恢复平衡。

用十枣汤的时候，剂量一定要到位。我一般大戟、甘遂、芫花 3 味药各用 0.5g。将 10 个肥硕的大枣掰开，放 3 碗水，煮成 1 碗。先喝多半碗大枣水，再把甘遂、大戟、芫花药末溶到剩下的大枣水里，然后服用，一般患者喝完药会感觉到从咽部到胃部都是热热的。这 3 味药笔者都亲自试尝过，故知道其反应，以备和患者交流。当然，笔者并不建议大家都去尝试。

如果痰饮停留在人体上部，可能会吐；如果停留在人体下部，可能会腹泻。所以患者服完药之后，可能会出现上吐下泻的症状，而这恰恰是十枣汤的峻猛冲荡之势，可以把体内潜伏的病邪排出来。

【验案选录】

笔者曾治疗一位尿毒症合并肺系感染的患者，给他开了十枣汤，3 味药各 0.5g。服完药之后，患者上午没反应，直到下午才开始排便，但不是那种水样泻，只是大便偏稀了。我一看属于病重药轻了，第二天 3 味药的剂量就改为各 1g，服下后，患者开始上吐下泻。好在事先已经跟患者做了交代。临床上用药后会出现什么反应一定要与患者提前沟通好，以免出现医疗纠纷。

6. 太阳病兼里虚不足

太阳病兼里虚不足，如阴阳两虚心中悸而烦者，治以小建中汤；如气血亏乏，心力不继，脉结代，心动悸者，治以炙甘草汤。

（四）辨太阳病传变与否

伤寒一日，太阳受之，脉若静者，为不传；颇欲吐，若躁烦，脉数急者，为传也。（4）

太阳病是否传变，要看脉静还是脉数急。若患者脉跳得特别快，那么这个病接下来会发生传变；若患者脉和缓，提示病情已经趋于稳定，一般不会发生传变。

伤寒二三日，阳明、少阳证不见者，为不传也。（5）

从证上看，若病邪在太阳经，没有出现其他经证的表现，就没有发生传变。例如无“口苦，咽干，目眩，欲呕”等少阳病症状，或无“烦躁”等阳明病的表现，就表明没有发生传变。这就是我们所说的“有诸内者，必形诸外”。

二、阳明病证的辨治

临床上有些感冒，初起没有打喷嚏、流鼻涕等外感表证，而出现大热、大汗、大渴、脉洪大等症状，这时多从六经中的阳明病来辨证论治。

（一）诊断

阳明病是外感病的过程中，阳亢邪热炽盛的极期阶段，其性质属于里热实证。阳明病的发病，可由他经传来，亦可从本经自病。由于化热伤津，故其典型脉症是身热、汗自出、不恶寒反恶热、脉大等。

（二）分型

由于阳明经多气多血，阳气昌盛，所以一旦受邪发病，邪正相争剧烈，多表现为大实、大热之象。其证候主要分为阳明经证和阳明腑证两类。

1. 阳明经证

伤寒表邪入里化热，虽邪热炽盛，腑实未结，但肠中并无燥屎阻结，称为阳明经证，又称阳明热证。其在治疗主要用清法；选用辛寒苦寒清解里热的方药，如白虎汤类。

2. 阳明腑证

邪热内传与肠中糟粕搏结而形成燥屎，称为阳明腑证，又称阳明实证。其治疗主要用下法，通腑泻热，攻下实邪；选用苦寒泻下的方药，如三承气汤类。

三、少阳病证的辨治

（一）诊断

少阳病证为伤寒六经病之一，是外感病邪在半表半里的证候，以口苦、目眩、寒热往来、胸胁苦满、心烦多呕、默默不欲食为主要表现。少阳病或来自太阳病，或起病即为少阳病，乃因气血衰弱，邪气内入，与正气相搏于少阳经所致。

（二）分型

1. 少阳经证

少阳经证为邪气侵入少阳经所表现的证候，多见口苦咽干，目眩，往来寒热，胸胁苦满，默默不欲饮食，心烦喜呕，苔白或薄黄，脉弦。治宜和解少阳，方用小柴胡汤。

2. 少阳腑证

少阳腑证为邪气侵犯胆腑所表现的证候，多见呕吐不止，心下急，郁郁微烦。治宜和解少阳、通腑泻热，方用大柴胡汤。

四、三阴病证及其他病证的辨治

（一）三阴病证

1. 太阴病证

太阴病是三阴病的开始阶段。临床上凡是出现腹满而吐、食不下、自利、时腹自痛、脉缓弱等症，就称为太阴病。太阴病是脾虚湿盛，病在脾经。

外感病过程中，病邪入阴的第一阶段为中焦阳气虚衰，脾胃功能减退，寒湿不运所表现的证候。寒湿内阻，损及脾阳，或寒邪直犯脾经，损及脾胃，都会影响水谷的消化和排泄。寒湿邪阻运化，故时腹自痛；寒湿犯胃，故呕吐；胃气呆滞，故食不下；寒湿不化，脾气不升，故见自利。

太阴病因属里虚寒证（脾胃虚寒），故其治疗原则当以温法、补法为主，以温中散寒为重点。如表证偏重者先行解表，里证为急者先治其里。

2. 少阴病证

少阴病证是外感病过程中，心肾阳虚，虚寒内生，或心肾阴亏，阳热亢盛所表现的证候。其主要分为少阴寒化证和少阴热化证。

少阴病的形成，或来自传经之邪，或心肾阴虚，外邪直中，或汗下太过，内夺肾阴。邪犯少阴，既可从阴化寒，又可从阳化热，但就伤寒而言，阳虚的寒证占主要地位。

（1）少阴寒化证：阳气不足，病邪内入，从阴化寒，呈现出全身性的虚寒征象，表现为无热恶寒，脉微细，但欲寐，四肢厥冷，下利清谷，呕不能食，或食入即吐。治宜急温少阳，方用四逆汤。若脉微欲绝，反不恶寒，甚至面赤，为阴盛格阳，治宜回阳救逆，方用通脉四逆汤。

（2）少阴热化证：为少阴阴虚阳亢，从阳化热的证候，多见心烦不得卧，口燥咽干，舌尖红赤，脉象细数。治宜滋阴清热，方用黄连阿胶汤。甚而阴液欲竭者，需急下存阴。

3. 厥阴病证

厥阴病证属于六经病阴阳胜复、寒热错杂的证候。治宜清上温下，以乌梅丸为代表方剂。厥阴病发厥者，当辨析其寒热以决定治法。厥阴病之厥，由阴阳气不相承接所致。如热邪传入厥阴，症见烦满消渴，舌卷囊缩，谵语便秘，手足乍温乍凉，脉沉有者，可用大承气汤急下之。

病至厥阴，则肝木失调，心包也受邪犯，相火上炎为热，心火不能下达为寒，所以见上热下寒。在正邪交争中，阳胜阴衰则热多寒少，阴胜阳衰则寒多热少，所以有厥逆胜复。病邪内陷，气血紊乱，阴阳不能顺接，所以有各种厥逆证。肝胃气逆或湿热下注或实热壅结或脾胃虚寒，所以可见吐利。

厥阴病为里虚而寒热错杂之证，其［治法］上热下寒者，治宜寒热并用；厥阴寒证，宜温里寒；厥阴热证，宜清下热；厥多热少者治宜温阳，厥少热多者可自愈。

感冒的六经辨证一般情况就是如此，但是在临床中，外邪入侵多受自身体质的影响，故在辨证过程中要注意多方面因素的影响，在治疗上六经辨证是主线，各种因素也需多加考虑。

（二）其他感冒病证

1. 经期感冒

大多数女性在生理期时免疫力与抵抗力会下降，在这个特殊的时期内，不注意保暖很容易出现感冒的情况。经期感冒的处理同样需要慎重，否则可能会影响正常的生理期。现介绍两种简易有效的方法。

（1）红糖姜水：若女性在生理期出现轻微感冒，可以不服用药物，试一试红糖姜水。其中的红糖能起到补充能量和化痰止咳的功效，对治疗感冒有较大帮助。

（2）小柴胡汤：若用药物治疗，遇到这种情况脉都不用摸，直接用小柴胡汤就可以。经血下行，人体正气亏虚，外邪入侵一般会越过太阳直接进入半表半里的少阳，故可用小柴胡汤来和解。

2. 痰湿体质者感冒

【验案选录】

患者是一位40岁的妇女，形体偏胖，前一天晚上着凉，第二天又吹空调受寒，汗不出，发热，头痛、身痛、骨节疼痛，刮痧、拔罐不解。

处方：生麻黄40g，炒杏仁10g，葶苈子20g，桂枝20g，白茅根30g，炙甘草20g，茯苓30g，生白术30g，川牛膝30g，柴胡30g，黄芩10g，焦神曲30g。

用药1剂，半剂愈，中病即止。因药未喝完，患者将剩下的半剂药带到单位，恰逢同事感冒（证型相同），喝了半剂药，结果也痊愈了。可谓一箭双雕！

辨证思路：这是一剂药治好两个人的案例，是巧合但也能说明问题。本案考虑患者体质因素，二人都属于痰湿体质，故在麻黄汤的基础上加茯苓、生白术、川牛膝等利湿药物。大家看到，方中药味并不多，但效果非常好。

若酒客病，不可与桂枝汤，得之则呕，以酒客不喜甘故也。（17）

上面条文以酒客为例，指出内蕴湿热者禁用桂枝汤。

平素嗜酒太过者，多内蕴湿热，桂枝汤为辛甘温之剂，辛温生热，味甘助湿，故内蕴湿热之人，虽患太阳中风，亦当慎用。如投以桂枝汤，则湿热之邪得辛温甘甜之助更盛，壅滞脾胃，势必使胃气上逆而作呕。

酒客就是很喜欢喝酒的人，长期喝酒伤胃。这个时候若服桂枝汤，桂枝也会伤胃。《内经》里有个处方，苍术和泽泻，两药合用有很好的解酒作用。因为苍术去湿，泽泻利尿、利水。如果是“酒客病”，用解酒药时不可以和桂枝汤一起用，因为胃已经被酒所伤，再用桂枝，患者会感到胃很不舒服。张仲景说“酒客不喜甘”，这里的“甘”是指桂枝而不是甘草。

五、六经病的传变规律

六经病变的产生，是在外邪作用下正邪相争的结果，是脏腑经络病理变化的反映。人的体质有强有弱，感受邪气的毒力有大有小，因此发病的情况并不是完全按照六经的次序，先发于阳，然后再传于阴。经络脏腑彼此联系，相互影响，故某一经的病变，常会涉及另一经或多经，从而出现传变，或合病、并病等证候。

1. 合病

六经病可以单独为病，亦可以两经或三经合并为病。凡两经或三经证候同时出现者，称为合病，如太阳阳明合病、太阳少阳合病、阳明少阳合病、三阳合病。

2. 并病

凡一经证候未罢，继而又见另一经证候者，谓之并病，如太阳阳明并病、太阳少阳并病等。

3. 直中

素体虚弱感受外邪，病情无三阳传入之过程，而直犯三阴者，则称为直中。

感冒后遗症的辨治（图 9）

临床上常见感冒的后遗症状有胃口差不想吃饭、退热后身体酸痛、咳嗽声哑、鼻塞流涕等。

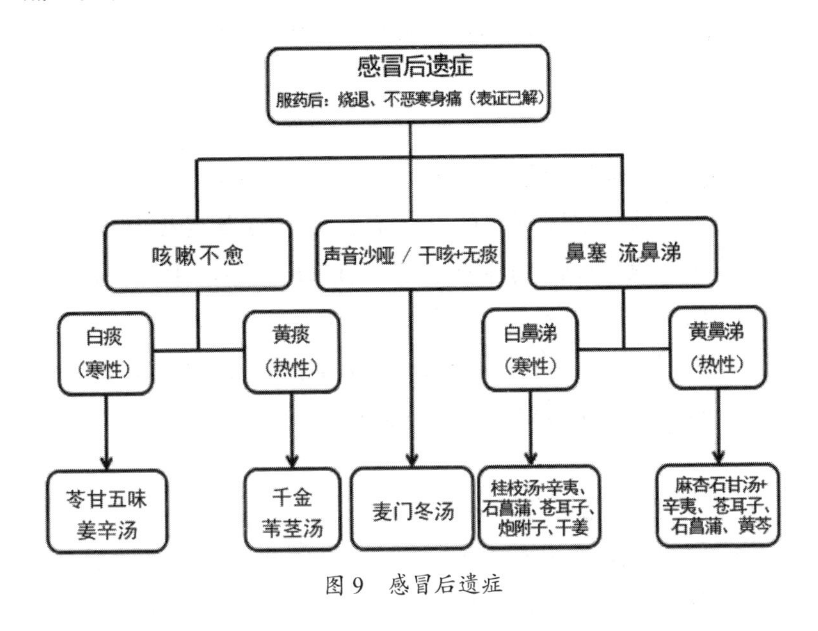

图 9　感冒后遗症

一、咳嗽不愈

关于咳嗽不愈，我们知道“肺气实则咳喘”，肺气实是实证，应遵循“实则泻之”的原则。那么是什么造成的实呢？往往是痰湿。

再追根究底，痰湿形成之后，是与热还是寒交结呢？

1. 白痰——与寒交结

在临床中，咳痰如果是寒性，那么痰是白色的，患者还可能会出现怕冷的症状。若痰湿不是停留在肺间，而是停留在中焦，脾为生痰之源，所以冷的症状就与脾有关系了。除此之外还可能会出现乏力、四肢酸沉、纳呆、手脚凉、全身性怕冷的症状，且痰是白色的。那寒痰好治吗？寒痰一般好治，治疗当以温药和之，方选苓甘五味姜辛汤。“苓”指的是茯苓，入脾经，符合“脾为生痰之源，肺为贮痰之器”。

2. 黄痰——与热交结

若与热交结，那么咳出的痰为黄色。肺与大肠相表里，所以见大便干；痰与热交结，将津液炼稠，所以痰黏，不好咯出。方选千金苇茎汤，用桃仁、冬瓜仁、薏苡仁、芦根等，药量一定要大，我在临床往往桃仁 30g，冬瓜仁 60g。到后期抽烟的患者咳痰是焦痰、黑痰，可依据《金匮要略》，方选皂荚丸。

二、声音沙哑或干咳无痰

感冒初期治疗时用过西药退烧药或者是中药麻黄汤之类的汗法，若没有把握住度，发汗太过出现大汗，就可能出现伤津脱液的情况，津液不能滋润濡养咽喉，所以出现干咳无痰或声音沙哑，此时选麦门冬汤为宜。

注意：干咳无痰还要进一步区分。有的患者说咳嗽没痰，其实是有痰咳不出来，只要听他呼吸的时候，嗓子里面有呼噜的声音，就说明有痰，而不属于干咳无痰。这时的痰应该就是白痰或寒痰，也就是说内部有悬饮、痰饮，内有寒是本，“当以温药和之”。所以临床一定要注意，干咳无痰不能仅以患者的陈述来判断，还需四诊合参。

三、鼻塞、流鼻涕

肺开窍于鼻，“肺气虚则上窍不利”。肺气，这里是指肺的功能，肺气虚就是肺的功能下降了，出现鼻塞、流鼻涕等症状。遵循“虚则补其母”的原则，肺为金脏，其母为脾土，故治疗大法为温脾健脾，但临证还要根据鼻涕的性质来辨证施治。

1. 白鼻涕——寒性

若是白涕可知是寒证，用桂枝汤加辛夷、石菖蒲、苍耳子、炮附子、干姜。

2. 黄鼻涕——热性

若出现黄涕，则属于热证，用麻杏石甘汤。生石膏一定要用，可清肺热；杏仁能增加肺中的津液。若有鼻塞加辛夷、苍耳子、石菖蒲等药物。

感冒临证经验体会

一、中医如何预防感冒

中医一直提倡治未病，未病先防才是上工。在临床上，我们也要时刻把握这一原则，把医疗重心放在“防”上面。下面介绍几种预防感冒的简易方法。

（一）防感穴

感冒是由于外感六淫之邪所致，而六淫中风邪又为“百病之长”。人体中有不少穴位容易遭受风邪的袭击，这些穴位名中常带有“风”字，如翳风、风府、风池、风门、风市等，只要保护好这些“风”穴，就不容易患感冒，我们称其为“防感穴”。（图 10）

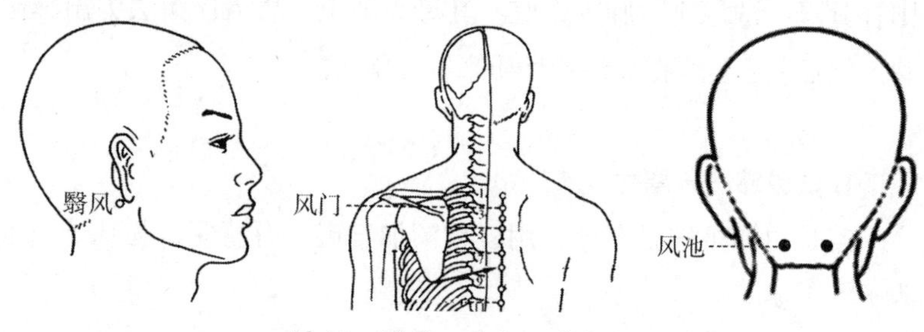

图 10　翳风、风门、风池穴

有句话叫“神仙也怕脑后风”，据说有位仙人突感头痛和四肢酸麻，找不到原因，请一位高手来看病，发现是洞府之中有一小孔正对其床，风吹其脑后所致。这个传说告诉我们，神仙都抵御不了脑后风，可见脑后风对健康的危害之大。“脑后”指的就是脑后的几个风穴，比如翳风穴、风府穴、风池穴、风门穴等。

翳风：在耳垂后方，乳突下端前方凹陷中。

风府：在颈后区，枕外隆凸直下，两侧斜方肌之间凹陷中。风，指风邪；府，集聚处。穴当风邪易侵之处，《素问·风论》说：“风气循府而上，则为脑风。”

风池：在颈后区，枕骨之下，胸锁乳突肌上端与斜方肌上端之间的凹陷中，即风府和翳风连线的中点凹陷处。

风门：在脊柱区，第 2 胸椎棘突下，后正中线旁开 1.5 寸。

风市：在股部，髌底上 7 寸；直立垂手，掌心贴于大腿时，中指尖所指凹陷中，髂胫束后缘。

风邪无孔不入，这些防感穴基本都是风邪的藏身之所，风邪容易从这些地方侵入人体，所以对于风，一定要严加注意，尤其是在春天和冬天风邪最猖狂的时候，更要注意保暖。

保护方法：以上腧穴可以用 1 寸毫针针刺，快进快出不留针；或用大拇指以指代针进行按压，以每穴 5 分钟为度；也可以用刮痧板点刮，以微出痧为度。

（二）防感汤

防感汤是笔者根据自己的临床经验总结出来的一个食疗小方，分享给大家，尤其给孩子用非常好。

［组成］梨 1 个（去核），山楂 5 ～ 6 个，白萝卜多半根，生姜 10 ～ 15 片，葱白 3 段。这些是 1 天的用量。

［用法］上述食物添加 2500mL 水，大火煎煮，开锅 5 分钟后即可饮用。喝完后可以反复煎煮，第二天再煮时需要更新食物。

梨滋阴清热，煮后能够去除其寒凉之性，而不至于伤脾。山楂，既能消食化滞，又能活血化瘀。白萝卜生升熟降，煮熟后能够通腑泻热，保持大便通畅。比如《医学衷中参西录》中的硝菔汤，“硝”是指的芒硝，“菔”指的是白萝卜，治疗老年人便秘非常好用。如果出现便秘，芒硝能够软坚散结，在排便的过程中就不会那么疼了。肺与大肠相表里，肺气实则咳喘，实则泻腑使湿浊毒邪从大便而出，邪去则正安。生姜和葱白都是辛温向外发散的。防感汤里不用放糖，梨的甜味即可，放糖太过甜腻，影响脾的运化功能。

夏季伏天快到的时候，湿气特别重，可以在汤里再加一点儿葱。

二、感冒传经的条件及判定

（一）传经的条件

感冒最初的时候可能就是一个太阳伤寒证，或太阳中风证，可是由于患者没有及时治疗，或者是自己乱治、误治，就会造成传经。那么什么情况下才会传经？传经的条件又是什么呢？

第一个是抗生素。抗生素现在在临床中用得特别多，不知大家发现没有，凡是用抗生素的患者，可能这一次两三天短暂地把病邪压制住了，可是过不了多久又犯了，这就是西医所说的免疫功能下降了。为什么呢？用中医理论来分析，输液输入的寒凉液体损伤了脾阳，脾阳受损，提示这时疾病已经由太阳病传到三阴病的太阴病了，也就是已经发生传经了。还有的是多种抗生素联合应用之后，舌苔花剥了。例如，小儿五脏娇嫩，反应最灵敏，输进去抗生素以后，让孩子伸出舌头来，会发现舌苔都是地图舌。“舌为胃之表”，舌头外在的表现反映了胃黏膜的情况，这就是输液的内在危害。

第二个是患者心情。中医讲求“恬淡虚无，真气从之”，心情好了，就会产生自愈功能，也许不用药、不用治疗，病也会慢慢康复。而如果心情不好的话，就会影响身体的康复，甚至会导致病情加重，出现传经。

（二）传经的判定

如何从患者的外在症状来判定是否传经呢？我们从一个病案

讲起。

这是一个高热惊厥频发的小患者，刚上幼儿园，体型肥胖，有70多斤，体内痰湿过剩。发病引发痰浊生风，所以一定要改变这种体质。患者家长找到我，我就用针药结合进行治疗。

针刺少商、商阳、大椎、耳尖穴。临床上如果见到这种高热惊厥的患者，可以刺人中、十宣穴，如果疾病没有完全发作，可以简单对症施治。大家想想，孩子会老老实实让你扎针吗？当然不会，肯定会哭闹。这一哭一闹是不是就“体若燔炭，汗出而散”了？中医还有一种理论叫“热随血泄”。小孩，尤其是小男孩，如果老流鼻血的话，就高烧不起来，就是这个道理。所以有的患者找到我说：高老师，我有一个朋友老爱流鼻血，我就告诉他如果是小孩就不要过来了，大人可以过来看看。为什么呢？大人这是“血随气逆于上”，需要治疗，而小孩则是“热随血泄”，不会发高烧。

这个患儿刚扎完针烧就退了，然后我给他开了中药。孩子喝完药，就在门诊玩了一下午都非常好，微微出汗。但是家长不敢走，说：“高老师，这烧退得这么快晚上不会再烧吧？”当时要下班了，我再次给患儿诊治，看晚上是否再烧，也就是我们说的判定传没传经。

第一个从脉上看。摸脉象，小儿的脉就是一指定三关，看脉静还是脉数急。如果孩子现在脉跳得特别快，那么晚上肯定要烧；如果脉特别和缓，说明病情已经稳定了，不会再往下传了。

第二个从症上看。如果不出现少阳证的症状——口苦、咽干、目眩，不出现阳明证的症状——“胃家实”，那就不往下传了，也就是没有传经。

三、中医治疗感冒的原则

中医治疗感冒的原则：实人伤寒发其汗，虚人伤寒建其中；防治结合；针药结合；注意动态过程；中病即止。

（一）实人伤寒发其汗，虚人伤寒建其中

“实人伤寒发其汗”，就是说患者平素身体状况很好，着凉后引起感冒、发热，其治疗原则就是发汗解表。“虚人伤寒建其中”，是说同样的病证，如果患者平素体质虚弱，就要采取健脾胃的治疗原则，方药可用小建中汤，过汗则容易导致昏厥。临床上有人认为这是用麻黄造成的，其实内在原因是没有把握治疗原则。“虚人伤寒建其中”，李士懋老师也曾用过甘温除热法，取得了非常好的疗效。

（二）防治结合

对于感冒，有的医生给患者开一剂麻黄汤就完事了，并没有交代衣、食、住、行等方面的注意事项，结果患者第二天又犯了。可见，临证时除了开药，还要对患者详细交代注意事项，做到防治结合，防止疾病的复发。

（三）针药结合

比如刚才提到的那个发热患儿，喝中药是从内在调整，用针刺则是使“热随血泄”，针药结合，效果才会更快。

（四）注意动态过程

临床上常能见到如下情况，患者上午刚起病的时候只是停留在太阳伤寒证，结果下午已经成少阳病了，病情发展很快，所以大家

一定要注意感冒的动态发展过程。

笔者在临床上曾遇到一个易感儿，反复上呼吸道感染，如果不找我治疗基本上他的感冒是好不了的，后来在我的调治下患病频率越来越低，这也是我们所期望的。记得有一次孩子又感冒了，我当时在外地开会回不去，远水解不了近渴，但又不能耽误孩子，就让他就近去看病。家长说去医院找了一位主任，当时开了 7 剂药，我们都知道感冒有 7 天的自愈期，就算不治疗也有自愈的可能。结果孩子喝完了主任开的药还是没好，最终还是我从外地回来后用 1 剂药解决了。所以只要辨证清楚准确，用药简短，就会效如桴鼓。

（五）中病即止

在此提示大家，最后一个原则是中病即止。我一般给感冒患者开两剂中药，如果 1 剂能好，剩下的就不要喝了。

根据现在的换算方式，麻黄一两差不多是 15.625g，按照麻黄汤三三二三的比例，麻黄三两，保守一点儿用 30g，那么一碗药就是 10g。有的患者虽然喝完一碗药病就好了，但是觉得剩下的不喝太可惜了，殊不知再喝容易导致过汗，过汗则会伤及体内的阴液，发生变证，因此一定要中病即止。

四、小儿感冒病因病机

在临床中，患感冒发热等疾病的以小孩子居多，大人相对较少，故下面介绍特殊体质的人群。

小儿有独特的生理特点，即“三不足”和“二有余”。“三不足”是指肺、脾、肾三脏不足，所以临床中小儿肺系疾患、脾系疾患和肾性疾患相对较多见。“二有余”是指心肝两脏有余，容易导致心肝火热内盛，所以孩子特别急躁，爱发脾气。

外感六淫之邪，从皮毛和口鼻而入，影响肺，卫阳被遏而出现表证，肺气失宣则引起咳嗽。小儿肺常不足，脾常不足，故临床常神气怯弱，容易夹痰、夹滞、夹惊。

1. 夹痰

肺常不足，容易夹痰，所以临床上小儿咳嗽的时候往往能听到痰鸣声。其临床主要表现为感冒兼见咳嗽较剧，痰多，喉间痰鸣。风寒夹痰者，治以辛温解表、宣肺化痰，用三拗汤合二陈汤；风热夹痰者，治以辛凉解表、清肺化痰，用桑菊饮加减。

2. 夹滞

脾常不足，容易夹滞，所以家长一定要注意节制孩子的饮食。在感冒阶段，正气趋外而抵抗邪气，所以肠道功能相对要弱些，这时候不要吃大鱼大肉，清淡饮食即可，饿两天也没关系。

其临床主要表现为感冒兼见脘腹胀满，不思饮食，呕吐酸腐，口气秽浊，大便酸臭，或腹痛泄泻，或大便秘结，小便短黄，舌苔厚腻，脉滑。治以解表兼消食导滞，用保和丸加减。若大便秘结，小便短黄，壮热口渴，治以通腑泄热、表里双解，用凉膈散加减。

3. 夹惊

肾气虚，神气怯弱，容易夹惊。其临床主要表现为感冒兼见惊惕哭闹，睡卧不宁，甚至骤然抽搐，舌质红，脉浮弦。治以解表兼消热镇惊，用镇惊丸加减。

这就是小儿独特的生理特点造成感冒的特殊性。

五、反复感冒的病因

我们在临床中常见反复呼吸道感染的患者，中医认为是气的功能差，尤其是卫气，因为卫气有抵御外邪入侵、驱邪外出的作用。卫气主要来自脾胃运化的水谷精微，由水谷精微所化生。所以应重视调脾胃。

曾有一个家长找到我，说她的孩子经常患有感冒，而且身高发育得也不好，想用中药调理。经过辨证得出：第一，孩子脾胃功能差，因为面色无华；第二，外界给孩子的压力太大，精神负担重，久思则伤脾。

脾胃一旦受伤，则会造成以下后果：第一，因中医认为防御系统在脾胃，所以会导致防御系统功能变弱；第二，脾主运化，脾气能将饮食水谷转化为水谷精微，并将其吸收、传输到全身，一旦脾胃受损，不能化成营卫之气，营行脉中，卫行脉外，卫气防御功能减弱，这时候就容易引起感冒发热。可见，临床上不能一见感冒发热就只调肺，应该动态观察疾病的发展过程。

笔者认为，反复感冒的治疗应分两步走：第一步是消除外感证候，第二步要调脾胃。也许有人会问，这个孩子只是生长发育不好，为什么要先调脾胃呢？这是因为生长发育虽然根源于肾和元气，但是也要靠后天水谷之精气来充养，且宗气走息道，贯注于心脉之中，促进心脏推动血液的运行，这也是要靠脾胃运化的水谷之精来充养的，所以说："内伤脾胃，百病由生。"

六、中医治疗流感典型病例

流行性感冒，简称"流感"，又称时行感冒，是指感受时行病毒引起的急性呼吸道传染性疾病。关于流感的治疗，不能听信网上或其他来源的“特效方”，因为这些方子大都没有清晰的辨证思维。在临床中，很多患者吃了药以后烧是退了，不再畏寒身痛，但是有后遗症，如咳嗽、声音嘶哑等，而这个咳嗽期往往持续的时间非常长。很多患者会选择输液治疗，反而导致咳嗽时间延长，这是因为寒邪入侵首先损伤脾胃，尤其是脾，脾为生痰之源，咳嗽自然不会好。

那么为什么易感人群儿童居多？这是因为小儿为纯阳之体，脏腑娇嫩，形气未充，所以不耐受寒热。输液治疗往往会造成热不退，甚则有的患儿会出现花剥苔。“舌为胃之表”，舌苔的这种征象相当于胃黏膜的征象，舌苔花剥，有剥脱的，有厚厚的，说明脾胃功能受损。

成人感冒以咽部症状为主，伴有头痛和周身不适，一半以上的患者会出现呕吐或腹泻。若出现呕吐，病因多疫疠之邪，病位在胃，若有泄泻，病位在肠，这时候再用麻黄汤、葛根汤、银翘散等效果是不佳的。所以临证要有一个清晰的辨证思维，不要被病名所局限，更不要一提到流感就以惯性思维用银翘散、荆防败毒散等方剂。四诊合参，根据六经辨证，有是证用是方即可。

【验案选录】

案 1：母子二人均患外感，一个是 5 岁小儿，一个是患儿妈妈，临床表现为恶心、呕吐、发热等症状，这是太阳合阳明证候，应用葛根芩连汤为主方。

妈妈处方：柴葛根 80g，炙甘草 30g，茯苓 70g，黄连 30g，黄芩 30g，苍术 70g，广木香 10g，藿香 20g，佩兰 20g，车前草 30g，焦神曲 30g，白茅根 70g。1 剂。

患儿处方：葛根30g，黄芩10g，黄连10g，芦根20g，藿香10g，佩兰10g，车前子20g，苍术30g，茯苓30g，焦神曲30g。1剂。

二者都是1剂即愈。这是中医辨证论治的精髓所在，同病异治，每个患者的证型不同，治疗方法则不一样，正所谓“法无定法，方无定方”。

案2：患儿，男，10岁。

现病史：发热3天，体温39℃。不恶寒，口干渴，咽部不适，呼吸音粗，喉中痰鸣，发热时肌肉酸痛，头痛，鼻孔里冒火，流清涕，咳嗽有痰，白色稀痰，食欲不振，二便可，精神尚可，舌红，苔薄白稍腻，脉沉滑数。

处方：射干20g，生麻黄30g，炒杏仁30g，陈皮10g，桂枝20g，生石膏50g（包煎），海浮石30g，茯苓30g，桔梗30g，生甘草10g，炒莱菔子10g，金银花20g，连翘10g，焦神曲30g，柴胡30g，黄芩20g，生半夏20g。

1剂愈。中午吃完药，下午2点热就退下来了，体温由39.3℃降为36.9℃。

医嘱：禁甜凉、辛辣、油腻食物，心态平和，适度运动，适寒温，慎起居。

辨证思路：鼻孔里冒火似乎属于火热，但是又流清涕，咳嗽有痰，为白色稀痰，二便可，食欲不振，舌淡红苔薄白，脉沉滑数。滑数脉并非都是湿热，只要有发热，不管是风寒感冒还是风热感冒，一般都是数脉。可见，此病例脉和证不相符合，临床中若脉证不合，应舍脉从证。

此时正值流感季，以射干麻黄汤为基础，加生石膏；咳嗽咯痰，这是我们说的脓疡，用桔梗甘草汤（又称为排脓汤）。根据口干、口苦，加柴胡、黄芩、半夏，因为病证不是单纯的太阳证，还兼有少阳经的证候，所以用柴胡剂。再加少量的金银花、连翘等寒凉药，在经方的基础上可以添枝加叶，但是不能应用大青叶、板蓝根之类的寒凉药，否则会和应用抗生素一样，虽然很快退热，但是会反复，长此以往会损伤脾阳。脾为生痰之源，肺为储痰之器，若脾阳虚则容易导致疾病复发。金元时期脾胃学家李东垣在《脾胃论》中说道："脾胃不和百病由生。"在临床中，我们还要谨防疾病进一步传变。

案 3： 患者，男，50 岁。

现病史：咳嗽咳痰伴发热 5 天，体温 37.7℃，曾自行服用抗生素但无效。现咳嗽有白痰，喉中痰鸣，有哮鸣音，流清涕，低热，口干，心慌汗出，周身酸痛，头两侧痛，食欲不振，小便黄，大便略干，舌边有齿痕，苔厚腻，脉弦滑数。

处方：葶苈子 30g，紫苏子 30g，桃仁 30g，冬瓜仁 60g，柴胡 120g，黄芪 40g，生半夏 40g，麻黄 30g，炒杏仁 30g，陈皮 20g，茯苓 30g，生石膏 70g（包煎），桂枝 30g，紫菀 30g，款冬花 30g，桔梗 90g，生甘草 30g，海浮石 30g。3 剂。

医嘱：禁甜凉、辛辣、油腻食物，心态平和，适度运动，适寒温，慎起居。

辨证思路： 本病由肺热引起，邪热壅肺，肺气上逆，失于肃降，则见咳嗽，发热；热伤津液，则见口干、汗出。用千金苇茎汤合桔梗甘草汤治疗。方中芦根性甘寒轻浮，善清肺热；冬瓜仁清热化痰，利湿排脓，能清上澈下，肃降肺气；桔梗、甘草又称“排脓汤”，宣肺排痰；加葶苈子泻膈间、肺间之水；头两侧痛，为少阳不利，加柴胡；舌苔厚腻，表明胃中有积食，加消食化滞之品。因方中半夏是生半夏，所以要加等量生姜来制约。

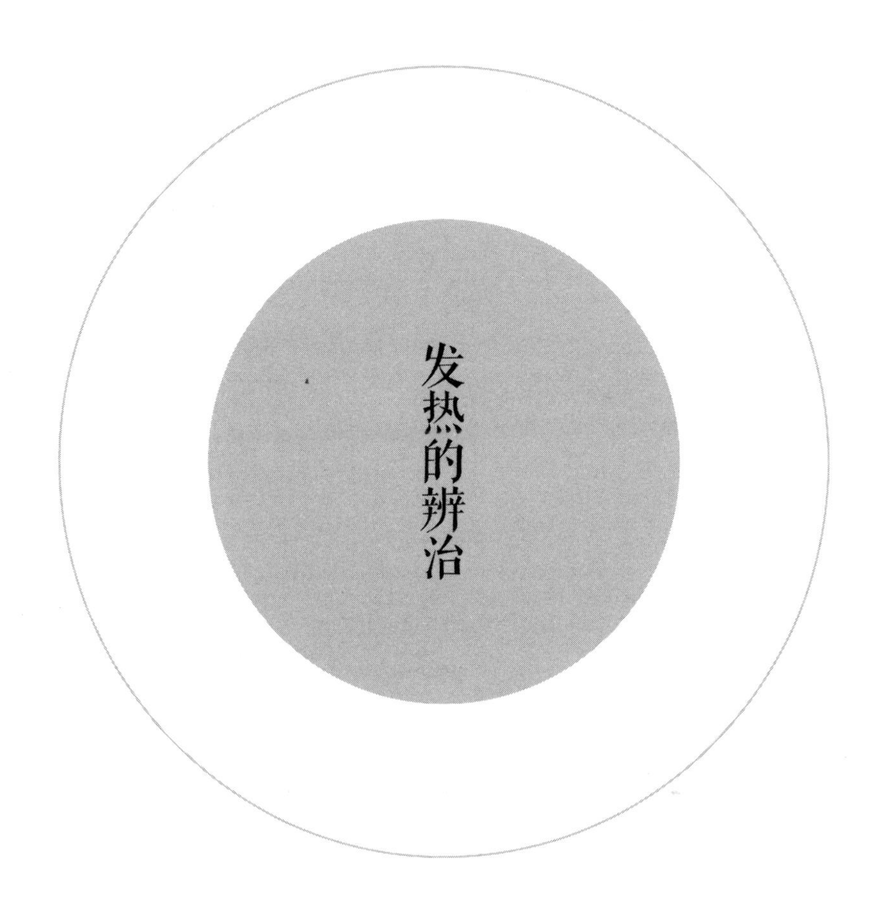

发热的辨治

发热久治不愈的原因

发热是临床常见病证，许多疾病均可引起发热。在中医临床中，有的患者可以一剂愈，但是有的患者发热后一直找不到具体原因，且久治难愈，这是为什么呢?

第一，笔者认为医生缺乏中医的辨证思维，只知道见热退热，中医诊治疾病的阴阳辨证、六经辨证等经典辨证思维的缺失是导致发热久治不愈的根本原因。

第二，在用药的问题上，有很多医务工作者治疗发热会用大量寒凉的药物，例如大青叶、板蓝根等，以“热者寒之”，或者过用抗生素等寒凉药物，但是不知道中病即止，过用寒凉药的后果就是损伤人体的阳气，免疫力下降，因而导致发热反复发作。

第三，还有些医生虽然知道“体若燔炭，汗出而散”的道理，但是只会机械运用，对其理解不透彻，看到发热就应用发汗的药物，不考虑辨证，往往达不到预期的效果。

【验案选录】

患者，李某，男，14岁。2020年1月11日初诊。

现病史：患者40余天前感冒后出现间断咳嗽、咳痰，黄色黏痰，伴流涕，就诊于社区医院，给予口服药物治疗（具体不详），症状未见缓解，后就诊于某市医院，查肺CT提示双肺炎症，伴体温升高，给予抗感染等治疗（具体不详）后症状好转，痰液为白色黏痰，无发热。后院外间断复查肺CT，病变位置不固定。1天前再次出现发热，体温最高可达40℃，伴鼻塞流涕，咳黄色黏液，于2020年1月1日就诊于河北医科大学第二附属医院，诊断为肺炎，给予抗感染、化痰治疗后，发热症状不解，仍有咳嗽、咳痰，遂找笔者诊治。

刻下症：现住院，发热，咳嗽有痰、白色，肚脐周围痛，大便黏腻不爽，每日 2 ～ 3 次，小便可，有汗，乏力，舌边尖红，苔白腻，脉弦滑。

处方：桂枝 20g，赤芍 40g，厚朴 60g，杏仁 30g，茯苓 50g，生白术 60g，葶苈子 20g，冬瓜仁 60g，瓜蒌 30g，半夏 30g，黄芩 20g，桑白皮 10g，紫菀 30g，款冬花 30g，芦根 30g，白茅根 30g，桔梗 60g，生甘草 10g，莱菔子 20g。5 剂。

配合浊毒清 1 袋，健脾胃颗粒 1 套，患者 2020 年 1 月 14 日开始服药。

二诊：2020 年 1 月 19 日。服药 1 剂后发热愈，现咳嗽有痰、黄色、不好吐，小便可，有汗，乏力，舌边尖红，苔白腻，脉弦滑。

处方：白前 20g，前胡 20g，葶苈子 20g，冬瓜仁 60g，百部 30g，桔梗 60g，生甘草 10g，海浮石 30g，厚朴 60g，杏仁 30g，茯苓 50g，生白术 30g，瓜蒌 50g，半夏 30g，黄芩 20g，紫菀 30g，款冬花 30g，芦根 30g，白茅根 30g，焦神曲 20g。5 剂。

配合浊毒清 1 袋，健脾胃颗粒 1 套。服药后已愈。（图 11）

中医药又一次用事实证明，只要辨准证、用对药，疗效非常好。患者妈妈很感激我，她很心疼孩子，两次住院加起来有二十多天，用抗生素和其他西药都不行，孩子很憔悴，最后还是在我这里调理好的，感叹还是中医能治本，现在是我的铁杆中医迷。

另外，临床上很多发热患儿其实是大便不通引起的发热，属于积滞化热，此时应用七珍丹或者承气类的药物来通腹泻热。“体若燔炭，汗出而散”的治疗方法是非常好用的，但是要明确其适用于哪些证型。

我曾经治疗一个患者，发热两个半月，中药、西药都用了，甚至去某医院做了肿瘤筛查，可是查不出什么原因，体温也降不下来。在诊疗过程中，我发现其病因是生气，气有余便是火，气郁化热，导致体温居高不下，后来我开了柴胡剂，1 剂药后热退身静，两个半月的发热痊愈，继续用药 2 剂，之后未再复发。

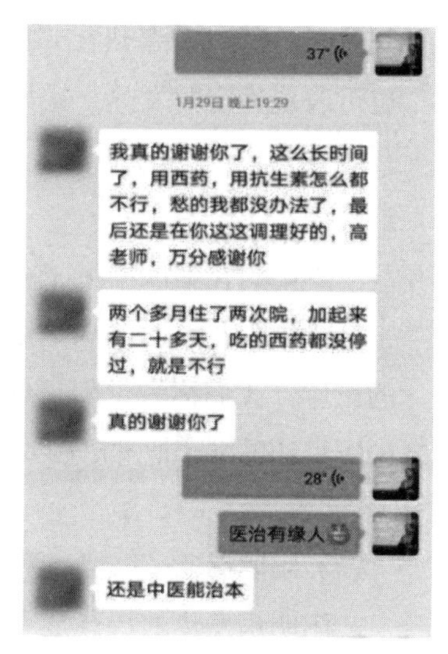

图 11　信息反馈 1

因此，中医治病要有是证用是方，不要一遇到发热的患者，就用惯性思维“体若燔炭，汗出而散”来治疗，这是不对的。我们要“观其脉证，知犯何逆，而随证治之”，辨证才是中医人永远不变的治病法宝。下面就从六经辨证来介绍各种发热的临证思维。

发热的六经辨证要点

1. 太阳病证——恶寒发热

太阳病包括太阳中风证、太阳伤寒证、太阳温病三个证型。太阳病发热的特点是“恶寒发热”，即“有一分恶寒，便有一分发热”。

2. 少阳病证——往来寒热

少阳病发热的特点是“往来寒热”。少阳病在半里半表，处在中间阶段，所以有寒热往来的证候。患者表现为一会儿冷一会儿热，也可表现为定时发热，比如上午体温正常，但一到下午三五点钟就开始发热，还有的患者说一周中只有周四开始发热，燥热不舒服。这些都是寒热往来。

少阳病在临床中见于很多病证，例如淋巴癌的发热在临床中就十分常见。我针对此病是用中医的思维来辨证的，淋巴在半里半表的位置，我们称为少阳，少阳发热首先想到的就是柴胡剂。这就是中医辨证思维，把淋巴癌要抛诸脑后。

3. 阳明病证——但热不寒

阳明病发热的特点是“但热不寒”。阳明病分为阳明经证和阳明腑证，但其共性是但热不寒，没有恶寒的表现，所以在临床上看到“大热、大汗、大渴、脉洪大”四大症的时候，说明病邪已经到了阳明。阳明病发热再用发汗的方药来治疗肯定是不管用的，所以方药一定要对证。

4. 太阴病证——甘温除热

李士懋老师的著作里有一个非常典型的病例就是用甘温除热法治疗发热，而笔者在临床中也用过补中益气汤或者桂附理中丸等治疗一些发热病证，收效显著。三阴病的发热不见得都是高热，或者患者自己感觉发热但体温不见得高，遇到这一类低热的时候，往往难以 1 剂而愈，这也正是中医思维中的“阳证好治，阴证难求”。

5. 少阴病证——热化证

少阴指的是足少阴肾经和手少阴心经，少阴病有少阴热化证和少阴寒化证，临床中见到少阴热化证的患者比较多，此时多用黄连阿胶汤加减治疗。

6. 厥阴病证——寒热错杂

厥阴病发热的特点是“寒热错杂”。疾病由太阳到阳明、少阳，再由少阳转入太阴、厥阴、少阴，这就是六经传变的过程。我们发现，六经传变到厥阴就到阴的尽头了，此时有两个出入，一个是阴极灭亡，一个是阴极而向太阳转化。在此多用乌梅丸加减来治疗寒热错杂的复杂证型。

小结：以上就是发热的六经辨证要点。太阳病发热是恶寒与发热并见；少阳病发热是寒热往来；阳明病发热是但热不寒；太阴病发热往往属于脾系，不涉及肺，肺归属太阳病，用的是甘温除热法；少阴病发热是热化证；厥阴病往往是寒热错杂。大家在临床中只要把证辨对了，用药得当，就会效如桴鼓！

发热的六经辨证论治

一、太阳病发热证治

太阳病分为太阳经证和太阳腑证。太阳经证分为太阳中风证、太阳伤寒证和太阳温病；太阳腑证分为太阳蓄水证和太阳蓄血证。

（一）太阳经证

太阳经证分为太阳中风证、太阳伤寒证和太阳温病三种证型。

1. 太阳中风证——桂枝汤病例及桂枝汤证

太阳病，发热，汗出，恶风，脉缓者，名为中风。（2）

太阳中风证又称为太阳表虚证，治法为调和营卫，汗出病解，以桂枝汤为主方。

“有一分恶寒，便有一分表证”，其诊断标准是有汗，不管是原本意义上的本证发汗，还是用药之后的发汗，只要有有汗这个症状，我们就可以从此处入手。有很多初学者看到患者本来没有出汗，用退烧药（如布洛芬等）后才出汗，但因其本证是太阳伤寒证，所以给患者用了麻黄汤，结果一用反而导致发汗太过。可见临床中应有是证用是方，不管是变证还是发展到哪个阶段，现在是什么证型就用什么方药。

【验案选录】

赵某，男，4 岁。

现病史：发热 1 天，体温 39.8℃，汗出，语声短促，二便可，舌淡，苔白水滑，脉浮数。

处方：桂枝 30g，白芍 30g，炙甘草 20g，生姜 30g，大枣 12g，牡丹皮 10g，炮附子 5g（先煎），干姜 5g，茯苓 30g。3 剂。

医嘱：禁甜凉、辛辣、油腻食物，心态平和，适度运动，适寒温，慎起居。

注意：炮附子应先煎。煎煮方法：在冷水中浸泡 30 分钟，大火烧开后转小火煮 1 小时，然后将药汁和其他药混合后再煎煮。服药方法：浓煎 1 次，分 3 次温服；服药后令患者喝热稀粥，并加衣被，使全身微汗为佳，不可过汗，既助汗源，又防伤正。一服汗出病解即止。若不汗，可缩短服药时间，半天左右将 1 剂药服完。若不出汗，可服至二三剂。

辨证思路： 患者脉浮有汗，为太阳中风证，治法为解肌发表、调和营卫，方用桂枝汤加减。舌淡苔白水滑，脉反而浮数，四诊合参，脉证不符，遵仲景大法“舍脉从证”！患者舌苔水滑说明体内有寒湿，脾阳不足，肾阳相对较弱，所以需要将其暖起来，用的药是附子、干姜，祛湿的是茯苓，甘淡渗利体内水饮。舌质有点淡，舌上有小红点，用牡丹皮可以宣透血分瘀热。发热说明卫气防御功能差，卫气来源于脾胃，脾胃受纳的水谷精微化生卫气、营气，营行脉中，卫行脉外，因此先解表，后期再调理脾胃，以提高机体免疫功能。

【相关条文分析】

（1）桂枝汤证

太阳中风，阳浮而阴弱，阳浮者，热自发，阴弱者，汗自出，啬啬恶寒，淅淅恶风，翕翕发热，鼻鸣干呕者，桂枝汤主之。（12）

太阳病，头痛，发热，汗出，恶风，桂枝汤主之。（13）

太阳病，发热汗出者，此为营弱卫强，故使汗出，欲救邪风者，宜桂枝汤。（95）

［病机］风寒外袭，卫阳浮盛以抗邪，卫外不固，营阴外泄，营卫失调。

［主症］汗出，发热，恶风，头痛，脉浮缓。

［治法］解肌祛风，调和营卫。

［处方］桂枝汤。

［组成］桂枝三两（去皮，味辛热），芍药三两（味苦酸，微

寒），甘草二两（炙，味甘平），生姜三两（切，味辛温），大枣十二枚（掰，味甘温）。

［用法］上五味，㕮咀三味。以水七升，微火煮取三升，去滓，适寒温，服一升。服已须臾，啜热稀粥一升余，以助药力。温覆令一时许，遍身漐漐微似有汗者益佳，不可令如水流漓，病必不除。

若一服汗出病瘥，停后服，不必尽剂。若不汗，更服依前法。又不汗，后服小促其间。半日许，令三服尽（其实大家看到这只是标准量，如果未愈，半天可将一剂药全喝完，所以可放心用重剂，中病即止）。若病重者，一日一夜服，周时观之。服一剂尽，病证犹在者，更作服。若汗不出，乃服至二三剂。

［用药禁忌］禁生冷、黏滑、肉面、五辛、酒酪、臭恶等物，饮食等生活方式的“七分养”一定要交代到位。

生冷包括夏季少吃西瓜，因为有很多人吃了西瓜会感觉不舒服，现在患阴证的人越来越多，不用附子很难治愈，阴证不用阳药是解决不了问题的。

黏滑的食物不好消化，例如年糕。我曾治疗一个一岁多的孩子，夏天吃面条用凉水过了一遍，孩子用手抓着吃，家里人开始还很高兴，结果中午吃完下午就发热了。这就是我们所说的食积发热，是阳明腑证，食积时再用葛根汤、麻黄汤，采取“体若燔炭，汗出而散”的方法就不管用了，应该用承气类的方子。

另外，肉面、辛辣、臭秽、油腻类食物等都要忌食。中医学很重视子时和午时。子时（23 点至 1 点）为阳气初生的时候，一般情况下，患者尤其是重症患者，如果此时有饥饿的感觉，说明脏腑功能在慢慢恢复。而感冒发热的患者病情相对较轻，判断其病情是否向愈，可以看午时（11 点至 13 点）是否有饥饿感。如果中午感觉饿了，说明脏腑功能，尤其是脾胃功能正在恢复（中医学认为人体的免疫功能主要在脾胃），疾病相对容易治疗。

按语：桂枝汤用于解表时是解肌剂而非发汗剂。解肌与发汗同中有异，但不可混为一谈。桂枝汤能调和营卫，和脾胃，平阴阳，温中补虚，调养气血。

（2）桂枝汤禁忌

桂枝本为解肌，若其人脉浮紧，发热汗不出者，不可与之也。常须识此，勿令误也。（16）

若酒客病，不可与桂枝汤，得之必呕，以酒客不喜甘故也。（17）

凡服桂枝汤吐者，其后必吐脓血也。（19）

脉浮紧，浮则为表证、风证，紧则为寒证，此病为太阳伤寒，不可用桂枝汤。若酒客病，因酒客不喜甘，故不可用桂枝汤，可用柴胡剂。酒客体内有湿热之邪，可加泽泻、茯苓，热重者加滑石。酒客服桂枝汤吐脓血者，则需辨证治之。治疗时可先与黄芪建中汤补之，再与桂枝汤。其人伤寒，健其中，培补正气，再和解其表。

发汗后，不可更行桂枝汤。汗出而喘，无大热者，可与麻黄杏仁甘草石膏汤。（63）

汗出而喘，无大热者，病位在里，不可用桂枝汤，当用麻黄杏仁甘草石膏汤。

（3）桂枝汤加减

①桂枝加桂汤——心悸

烧针令其汗，针处被寒，核起而赤者，必发奔豚。气从上腹上冲心者，灸其核上各一壮，与桂枝加桂汤更加桂二两也。（117）

［组成］桂枝五两（去皮），芍药三两，生姜三两（切），甘草二

两（炙），大枣十二枚（擘）。

［用法］上五味，以水七升，煮取三升，去滓，温服一升。本云：桂枝汤今加桂满五两。所以加桂者，以能泄奔豚气也。

按语：本方为心阳虚证奔豚的证治。出汗导致损伤津液，津能载气，心中悸动，心阳受损，汗为心之液，当加桂枝。

②小建中汤——虚劳腹痛

伤寒二三日，心中悸而烦者，小建中汤主之。（102）

［组成］桂枝三两（去皮），甘草二两（炙），大枣十二枚（擘），芍药六两，生姜三两（切），胶饴一升。

［用法］上六味，以水七升，煮取三升，去滓，纳饴，更上微火消解，温服一升，日三服。呕家不可用建中汤，以甜故也。

［注解］本方为里虚伤寒而见心悸而烦的证治。

③桂枝加附子汤——过汗

太阳病，发汗，遂漏不止，其人恶风，小便难，四肢微急，难以屈伸者，桂枝加附子汤主之。（20）

［组成］桂枝三两（去皮），芍药三两，甘草三两，生姜三两（切），大枣十二枚（擘），附子一枚（炮，去皮，破八片）。

［用法］上六味，以水七升，煮取三升，去滓，温服一升。本云：桂枝汤今加附子。将息如前法。

［注解］本方为太阳病发汗太过致阳虚漏汗的证治。误治导致过汗，造成漏汗、敛汗，用炮附子。

④桂枝加龙骨牡蛎汤——失精

夫失精家，少腹弦急，阴头寒，目眩（一作目眶痛），发落，脉极虚芤迟，为清谷，亡血失精。脉得诸芤动微紧，男子失精，女子梦交。桂枝加龙骨牡蛎汤主之。（《金匮要略·血痹虚劳病脉

证并治第六》)

[组成]桂枝、芍药、生姜各三两，甘草二两，大枣十二枚，龙骨、牡蛎各三两。

[用法]以水七升，煮取三升，分三次温服。

[注解]失精不单指遗精、早泄等丢失精子的病症，而且包括汗液的丢失。汗液是正常的津液，是人体当中的精微物质，汗液的丢失也是失精，用桂枝加龙骨牡蛎汤。

失精病例：手心汗出

我曾治疗一个二十多岁的小伙子，面色黧黑，很多患者都有这种面色。患者来诊要求调理面色，并治疗遗精。患者伸出来手以后，我一摸手心就知道有没有手淫的习惯，因为手心汗出异常也是失精的一种表现。回答是肯定的。我告诉他必须戒除这一不良习惯，不然难愈。针对患者的情况，我用桂枝加龙骨牡蛎汤来治疗。随着疗程的继续，患者面色逐渐恢复正常，遗精也开始好转，手心也逐渐热起来，手汗减少。

⑤黄芪桂枝五物汤——血痹(麻木)

血痹，阴阳俱微，寸口关上微，尺中小紧，外证身体不仁，如风痹状，黄芪桂枝五物汤主之。(《金匮要略·血痹虚劳病脉证并治第六》)

[组成]黄芪三两，芍药三两，桂枝三两，生姜六两，大枣十二枚。

[用法]上五味，以水六升，煮取二升，温服七合，日三服(现代用法：水煎两次，温服)。

[注解]血痹是气血不足造成肢体麻木不仁。本方主治血痹之

证。血痹乃由阳气不足，营卫不和，复感风邪，致营血运行不畅，痹阻于肌肤所致，《素问·五脏生成》所谓“卧出而风吹之，血凝于肤者为痹”也。临床以肌肉或皮肤麻木不仁为特征，治以黄芪桂枝五物汤，调营血，和卫阳。本方为桂枝汤之变方，由桂枝汤去甘草倍生姜加黄芪而成。桂枝汤调和营卫，畅行气血；去甘草之壅滞，且倍生姜加黄芪，目的在于走表益卫，通阳逐痹，此《内经》所谓“阴阳形气俱不足，勿取以针，而调以甘药”之意。临床上，凡营卫不调，气血痹阻之证，皆可使用本方。

⑥补阳还五汤——中风（气虚血瘀）

此方治半身不遂，口眼歪斜，语言謇涩，口角流涎，大便干燥，小便频数，遗尿不禁。（《医林改错·卷下·瘫痿论》）

［组成］生黄芪四两，当归尾二钱，赤芍一钱半，地龙一钱，川芎一钱，红花一钱，桃仁一钱。

［用法］水煎服。

［注解］中风，经络亏虚，“邪之所凑，其气必虚”，导致气虚血瘀，用补阳还五汤。奔豚，漏汗不止，遗精，阳痿，尿床，不射精可归为失精。本方为治疗气虚血瘀所致半身不遂的方剂，黄芪四两补气主药，以补为主，补活结合，有扶正祛邪之功，凡属由气虚导致血瘀发为半身不遂者，用本方较为贴切。如属血瘀实证，本方不宜使用。

2. 太阳伤寒证——麻黄汤病例及麻黄汤证

太阳病，或已发热，或未发热，必恶寒，体痛，呕逆，脉阴阳俱紧者，名为伤寒。（3）

太阳伤寒证又称为太阳表实证，其诊断标准是无汗。治法为发汗解表，宣肺平喘，以麻黄汤为主方。

【相关条文分析】

太阳病，头痛发热，身疼腰痛，骨节疼痛，恶风无汗而喘者，麻黄汤主之。（35）

外感六淫中，寒邪致病特点是主痛，不通则痛，风寒湿合而为痹，闭阻不痛而痛。如月经痛多为寒凝血瘀，肢体疼痛有受风寒引起者，还有身疼、腰痛、骨节疼痛等，恶风无汗而喘者，用麻黄汤治疗。

太阳与阳明合病，喘而胸满者，不可下，宜麻黄汤。（36）

太阳与阳明合病，喘而胸满者，不能用下法治疗，下则引邪深入。此病变以表为主，太阳伤寒为主，用麻黄汤治疗。

太阳病，十日以去，脉浮细而嗜卧者，外已解也。设胸满胁痛者，与小柴胡汤。脉但浮者，与麻黄汤。（37）

太阳病过了一段时间，脉浮细而嗜卧者，说明外证已解。胁痛为少阳经气不利，用小柴胡汤治疗。如果脉仍浮，提示邪仍在表，未入里，不论时间长短，都用麻黄汤治疗。

太阳病，脉浮紧，无汗，发热，身疼痛，八九日不解，表证仍在，此当发其汗。服药已微除，其人发烦目瞑，剧者必衄，衄乃解。所以然者，阳气重故也。麻黄汤主之。（46）

表证仍在，应发其汗。其人发烦，出现烦的证候，说明胃有郁热，出现衄血，热随血泄，则无须担心。之所以会这样，是阳气重，一定要将郁热透发出来，用麻黄汤治疗。

脉浮者，病在表，可发汗，宜麻黄汤。（51）

脉浮而数者，可发汗，宜麻黄汤。（52）

脉浮而数可发汗，脉浮紧亦可发汗。数脉并不一定是热，可能是阳郁于内，阳气躁动，不受束缚引发的脉象。

伤寒脉浮紧，不发汗，因致衄者，麻黄汤主之。（55）

脉但浮，无余证者，与麻黄汤。若不尿，腹满加哕者，不治。（232）

小便不通利，水液蓄积，腹满加哕者，不治；出现肾的证候，此由腑入脏，不治。

阳明病，脉浮，无汗而喘者，发汗则愈，宜麻黄汤。（235）

［病机］风寒外束，卫阳被遏，营阴郁滞，肺气失宣。

［主症］恶寒，发热，无汗而喘，头痛，周身疼痛，脉浮紧。

［治法］辛温发汗，宣肺平喘。方用麻黄汤。

［组成］麻黄三两（去节），桂枝二两（去皮），杏仁七十个（去皮、尖），炙甘草一两。

［用法］上四味，以水九升，先煮麻黄，减二升，去上沫，纳诸药，煮取二升半，去滓，温服八合。覆取微似汗，不须啜粥，余如桂枝法将息。（现代用法：以上四味药，以水九碗，先煮麻黄，等水量减少二碗，捞去浮在上层的白沫，再放入其他药材，煮成三碗。去滓，每次温服一碗，汗出停服。）

［用药禁忌］服用麻黄汤者忌食生冷、黏滑、肉面、五辛（辛

辣）、酒、酪、臭恶等物。

【注意事项】

麻黄汤具有较强的发汗作用，临床运用时一定要根据汗出情况斟酌给药的剂量与时间，一般以温覆后汗出症减为度。未汗服至汗出，但不要令汗出过多，以免出现体虚、心慌、肢冷等。

麻黄汤用于一些慢性疾病，如鼻炎、风湿性关节炎、肩周炎、腰椎间盘突出症及各种疼痛性疾病时，不必一定要待其汗出。

久病体虚或有大量失血的患者要慎用麻黄汤及麻黄制剂。

麻黄汤虽然是久用不衰的咳喘专药，但临床运用时一定要辨证取舍，不可长期服用。有心脏疾病者一定要谨慎适用。

临床中麻黄与杏仁须等量使用。汗发于肠胃，用生姜、大枣生津；麻黄汤证的汗来源于肺，应用杏仁来补充肺中津液。

小提示：现代药理学研究证明，麻黄有加快心率的作用，因此在用麻黄之前，一定要询问患者有无心脏疾患。如果患者有心脏疾患，而必须要使用麻黄时，要加等量的蝉蜕，或者不用麻黄，用荆芥、薄荷、浮萍等。荆芥辛温，薄荷辛凉，此时注意配量及配伍。如果是偏于寒的证候，荆芥的用量大于薄荷；偏于热的病证，薄荷的用量要大于荆芥。这样可以避免用麻黄引起的心慌、难以入眠等弊端。

3. 太阳温病——葛根汤病例及葛根汤证

太阳病，发热而渴，不恶寒者，为温病。（6）

太阳温病是汗出受风，要辛凉解表，以葛根汤为主方。

汗为人体津液代谢的一种形式，出汗会导致津液脱失。津液不能滋润濡养嗓子就表现为嗓子痛，不能濡养太阳经络就表现为后背拘紧不舒服，后项开始发硬。经络津液亏虚，就是我们所说的“邪之所凑，其气必虚”。

【验案选录】

案1： 8月龄婴儿，高热，体温40℃，急诊医生给予头孢类抗生素、布洛芬及两种中成药治疗。服布洛芬后，患儿很快畅汗热减，然不久体温又上升，再服布洛芬，又汗出热减，然体温又再升高，一夜而如是者三。至次日上午11时，仍高热如故，体温39.8℃。笔者拟小柴胡汤合葛根汤加石膏治疗，1剂愈。

柴胡10g，黄芩10g，人参4g，半夏10g，甘草10g，葛根30g，升麻10g，秦艽5g，荆芥10g，赤芍20g，苏叶10g，石膏30g（包煎），生姜5片，大枣3枚。

辨证思路： 患儿高热，体温40℃用退烧药都不行，旋而又起，一会儿冷一会儿热，寒热往来，只要抓住这一点就能立刻想到用柴胡剂。高热，大汗，应该有口渴症状（当然婴儿渴也说不出来），摸患儿指纹，一指定三关，其脉应该是洪数的，所以这时候是太阳阳明同病，可以加上白虎汤。如果伤阴严重，口唇干裂，就用白虎加人参汤。

笔者用的是小柴胡汤合葛根汤加石膏，说明患儿是太阳病合少阳病合阳明病，三阳同病。我只是把单纯的某一个点讲到了，在临床中往往都是排列组合的，需要大家慢慢体会。其实中医很好学，但如果不愿意思考，则很难领悟到其中的真谛，因为每一个患者的发病情况都有其特殊性。

案 2：患儿王某，女，4 岁。2016 年 12 月 20 日初诊。

患儿发热 3 天，体温 39℃，面色红赤，口唇红，咽红肿、疼痛，语声短促，大便干，头痛，咳嗽痰不多，舌红有芒刺，苔白腻，脉浮数。

处方：葛根 60g，桂枝 30g，生麻黄 30g，炒杏仁 30g，生石膏 50g（包煎），牛蒡子 20g，牡丹皮 20g，地骨皮 30g，柴胡 30g，清半夏 30g，黄芩 20g，焦神曲 30g，炒谷芽 30g，莱菔子 30g，金银花 20g，连翘 30g，玄参 20g。3 剂。

二诊：2016 年 12 月 22 日。诸症减轻，咳嗽痰多，手心湿凉，加化痰、祛湿解表之品。发热 37℃，口唇红，大便干，咽痛，咽红肿，咳嗽痰多，手心湿凉，舌红芒刺，苔白腻，脉浮。

处方：葛根 60g，桂枝 30g，生麻黄 10g，炒杏仁 30g，牛蒡子 20g，地骨皮 40g，柴胡 30g，生半夏 30g，黄芩 10g，焦神曲 30g，炒谷芽 30g，莱菔子 30g，金银花 20g，连翘 30g，瓜蒌 30g，天竺黄 20g，海浮石 20g，葶苈子 20g，紫菀 30g，款冬花 30g。

3 剂愈。

辨证思路：初诊方用葛根汤合麻杏石甘汤加减。患儿高热，体温 39℃，口唇红，大便干，为阳明病。头痛，咽痛，咽红肿，提示津液损伤，因此选用葛根汤。咽痛，痰不多，提示开始郁而化热，因此选用麻杏石甘汤。加牛蒡子是因其能清热解毒、软坚散结，通过利咽缓解咽痛、红肿等症状。咽红肿、舌红有芒刺，提示热入营血，所以用二皮汤（牡丹皮、地骨皮）将热透出来。舌苔白腻，说明有阳明腑证的积热，消食化滞加神曲、炒谷芽、莱菔子。经方上加温病方，再加少量金银花、连翘和玄参。

二诊症状为口唇红、大便干，说明患儿内热已起，为胃热，胃中积滞，积而化热；小儿热多源于肠道，一般是内有积热，外有受寒。若是单纯受风着凉，喝红糖姜水就可以解决。头痛，咽红肿、疼痛，为热伤津液之象，不管是什么原因造成的津液损伤，都可以用葛根汤；苔白腻，非体内有湿，舌为胃之表，说明胃中有积滞，此时不可仅通过舌诊来判断，需要望、闻、问、切四诊合参，加消食化滞之品。脉浮数，浮为表，数则为热，内热伤津液，此为太阳温病，用脾胃舒调理。脾主运化水湿功能障碍，造成水湿内停，结于肺间则为痰，蕴结于膈上，则咳嗽痰多，应加一些祛痰的药，如瓜蒌、天竺黄、海浮石、葶苈子等。

注意：麻黄有加快心率的作用，如果患者有心肌炎、心律不齐等心脏疾患，则不能用如此大量的麻黄。一般用麻黄之前，我会摸患者的心脉怎么样，然后问他心脏有什么不舒服，了解清楚再用药。我每次用麻黄都要交代患者，喝完药如果有心慌、晚上睡不着觉的话不用担心，这是其中一味药引起的，下一次不用就没事了。但是如果患者心脏病变比较重，临床上则应尽量避免使用麻黄。

【相关条文分析】

太阳病，项背强几几，无汗恶风，葛根汤主之。（31）

［病机］风寒之邪束表，太阳经输不利。

［主症］恶寒（风），发热，头痛，无汗，项背拘急不舒，脉浮紧。

［治法］发汗解表，生津舒筋。方用葛根汤。

［组成］葛根四两，麻黄三两（去节），桂枝二两（去皮），生姜三两（切），甘草二两（炙），芍药二两，大枣十二枚（擘）。

［用法］上七味，以水一斗，先煮麻黄、葛根，减二升，去白

沫，纳诸药，煮取三升，去滓，温服一升，覆取微似汗，余如桂枝法将息及禁忌。

小提示：麻黄中含有麻黄碱，可使人兴奋，促进新陈代谢，但对心脏有损伤，服用后会出现心慌等症状，这些古代医家也早有认识，因此麻黄需先煎去沫。

［用药禁忌］禁生冷、黏滑、肉、面、五辛、酒酪、臭恶等物。

按语：葛根汤是儿科的常用方，孩子患病的特点与葛根汤证的思路特别相符。小儿活泼好动，容易出汗，出汗则易耗伤津液，这时如果再喝一杯冰水，或者被电风扇一吹，或者在阴凉处待一会儿，汗出受风，则容易引起太阳温病。因此临床要抓住“汗出受风”这个要点。

【注意事项】

葛根汤还可治疗以下疾病：①失音：宣肺透邪，调和营卫。②瘾疹：调和营卫，祛风散寒，凉血益气。③头痛：疏风散寒，调和营卫，活血止痛。④皮痹：调和营卫，通络散寒。

方中用葛根四两，如果一两等于15g则为60g。本方用的是柴葛根，葛根芩连汤中用的是粉葛根。麻黄三两约为45g，保守一点的话用40g。麻黄根与麻黄是同一植株上的不同部位，药用效果也不同，麻黄有发汗平喘的功效，麻黄根有敛汗之功，麻黄枝节的节应去除。本方中是取麻黄的通透之性。

葛根汤是在桂枝汤的基础上加葛根和麻黄。葛根和麻黄要先煎去沫，现在煎药有很多时候没有沫，此时可以同煎，在快出锅的时候把整个药往下压，然后再撇去沫。

（二）太阳腑证

太阳腑证分为太阳蓄水证、太阳蓄血证。临床中笔者发现与小便相比，大便不通问题并不是很严重。大便在肠道里，属于手阳明大肠经、足阳明胃经，一般发病为阳证，比较好调理，不用害怕。可是一旦小便出现问题，就一定要引起重视了。如肾病综合征的患者一个月没有小便，说明体内水潴留非常严重，肾主水，病变不在腑而在脏，脏病难调。

蓄水证和蓄血证之间的区分就是小便的通利与否，蓄水证可以用五苓散，蓄血证用桃核承气汤或者抵当汤。

1. 蓄水证——五苓散病例及五苓散证

太阳病，发汗后，大汗出，胃中干，烦躁不得眠，少少与饮之，令胃气和则愈。若脉浮，小便不利，微热消渴者，五苓散主之。（71）

本证由太阳病汗不得法所致，会出现两种情况：一是汗出损伤津液，导致胃中津液不足；二是外邪循经入腑，影响膀胱气化功能，形成太阳蓄水证。蓄水证是邪入膀胱气分，故采用利气化水、外散风寒的方法，以五苓散为主方治疗。

【验案选录】

患儿董某，男，4岁。2017年1月13日初诊。

现病史：主诉发热20天，加重1天。初因咳嗽发热，体温40℃，服西药3天无效，以肺炎住院治疗。高热不退，输液6天，中间又因吃错药洗胃一次，发热咳嗽不减，遂来就诊。刻下：发热，体温40℃，面色红赤，大便5天未行，用开塞露后大便2次，现大便2天未行，一直无汗，恶心呕吐，语声短促，舌红有芒刺，苔白腻，脉浮数。

处方一：生麻黄30g，桂枝30g，赤芍20g，干姜20g，细辛20g，炙甘草10g，生半夏30g，五味子10g，茯苓50g，生白术60g，炒杏仁30g，丹皮20g，紫草30g，生石膏50g（包煎），柴胡30g，黄芩30g，枳实30g，厚朴30g，莱菔子30g，胡黄连10g，葶苈子20g，鸡内金10g，炒谷芽30g。

服药1剂后热退身安，后因吃蛋炒饭及在外玩耍时受凉，发热旋而又起，体温40℃，恶心呕吐，腹泻，小便黄。

处方二：五苓散加焦神曲、鸡内金10g，打沫，每日2～3次。1日愈。

医嘱：禁甜凉、辛辣、油腻食物，心态平和，适度运动，适寒温，慎起居。

辨证思路：治疗过程中，患儿开始是肺炎，治疗不效转而发热，又因吃错药而洗胃，导致高热又起。来笔者处就诊，仅服1剂药就解决了。患儿母亲带着他去外面吃蛋炒饭，加上外受寒凉，致上吐下泻。这是因为患儿脾胃功能没有恢复，此时应该至少两到三天减少进食，忌食油腻等不好消化的食物，故笔者在五苓散的基础上加焦神曲、鸡内金，很快患儿就康复了。

参苓白术散和五苓散的区别：参苓白术散主要以健脾为主，针对脾虚泄泻、四肢无力、大便溏泄、面色苍白或者萎黄、舌淡苔白等证候。笔者认为，治疗这种病证理中汤疗效可能更好一些。参苓白术散针对脾虚，大便稀的时候可以通过白术或茯苓利小便，此法为“利小便以实大便”。五苓散治疗的病证是既有脾虚又有表证。

太阳腑证的发热又分为蓄水证和蓄血证。蓄水证用五苓散，笔者体会五苓汤的效果不如散剂好，建议临床使用散剂。

【相关条文分析】

太阳病，发汗后，大汗出，胃中干，烦躁不得眠，少少与饮之，令胃气和则愈。若脉浮，小便不利，微热消渴者，五苓散主之。（71）

［病机］水蓄膀胱，气化不利，兼有表证未除。

［主症］小便不利，少腹硬满，渴欲饮水，饮不解渴，甚则饮入即吐，苔白滑。

［治法］通阳化气利水，兼以解表。方用五苓散。

［组成］猪苓十八铢（去皮），泽泻一两六铢，白术十八铢，茯苓十八铢，桂枝半两（去皮）。

［用法］上五味，捣为散，以白饮和服方寸匕，日三服。多饮暖水，汗出愈。如法将息。现代用法：将上述五味药材打成粉末，一次吃一平汤匙，原方是用很稀的米汤配服，不习惯者可用温水送服，一天吃三次，吃完后多喝温热水，汗出则愈，小便也会增加。

［使用时机］发热，头痛，口渴欲饮水，但一喝就吐，或有水泻（拉肚子）。

按语：五苓散适用于：①面色多黄白或黄暗，一般无油光。②体型特征不定，虚胖者或肌肉松软而易浮肿，或实胖者肌肉充实而腹泻；瘦者易头晕头痛、心动悸，心下振水音。③身体多困重疲乏。④容易出现浮肿，以面目虚浮为多见，或晨起肿，或下肢易浮肿，甚者可有器质性疾病发生而出现腹水、胸水。⑤有眼袋。⑥常有渴感而饮水不多，大便不成形，小便量不多，舌质多胖有齿痕。这种体质是湿体，是蓄水体，其水多在体腔。

2. 蓄血证——桃核承气汤病例及桃核承气汤证

太阳病不解，热结膀胱，其人如狂，血自下，下者愈。其外不解者，尚未可攻，当先解其外；外解已，但少腹急结者，乃可攻之，宜桃核承气汤。（106）

太阳蓄血证多表现为表里同病，其治疗当遵循先表后里的原则。如果表证未解，当先解表，待表证解后而蓄血证不除，再治其里，否则易致外邪进一步内陷使病情转重。表邪解后，有如狂、小腹部拘结不舒者，说明蓄血证已成，且病势尚轻浅，可用桃核承气汤活血化瘀、通下瘀热，以桃核承气汤为主方。

【验案选录】

患者张某，女，19 岁，学生。

现病史：暑热之天在烈日下强烈劳动，感到小便短涩不利，一二日后出现尿中带血，尿频尿急，尿道灼热疼痛，小便淋沥不易解出，一昼夜小便四五十次，少腹胀痛，身热口渴。经用抗生素及呋喃之类的药物治疗十数日，时好时坏，未见明显效果，遂改服中药。刻下症：尿频尿急，尿道灼痛，身热口渴，舌红，苔黄，口干舌燥，脉弦大而数。

处方：桃核 12g，大黄 12g，桂枝 6g，炙甘草 6g，芒硝 6g，黄柏 10g，知母 20g，牡丹皮 20g。水煎服，日服 1 剂。

服 2 剂后病情有明显好转，先后共服 7 剂痊愈。

医嘱：禁甜凉、辛辣、油腻食物，心态平和，适度运动，适寒温，慎起居。

辨证思路：患者小便短涩不利，一二日后出现尿中带血，尿频尿急，尿道灼热疼痛，小便淋沥不易解出，为血淋之病。血淋主要由于实热之邪结于下焦，或因心火炽盛下移小肠，以致热邪蓄结于膀胱，热扰于血分，损伤脉络。本病虽多由于火旺所致，但有虚火、实火之不同。实者为热甚邪实，毒热亢盛，灼伤血分；虚者由于阴虚火旺，相火妄动，虚火扰于阴血所致。在治疗方面，实者宜清热泻火、解郁化瘀，虚者宜滋阴降火养血。桃核承气汤加减治疗血淋，适用于实热类型。

【相关条文分析】

太阳病不解，热结膀胱，其人如狂，血自下，下者愈。其外不解者，尚未可攻，当先解其外；外解已，但少腹急结者，乃可攻之，宜桃核承气汤。（106）

［病机］血热互结于下焦。

［主症］小腹急结，小便自利，其人如狂，或发热，以午后或夜间为甚，舌红苔黄或有瘀斑，脉沉涩。

［治法］泻下瘀热。方用桃核承气汤。

［组成］桃仁五十个（去皮尖），大黄四两，桂枝二两（去皮），甘草二两（炙），芒硝二两（6g）。

［用法］五四味，以水七升，煮取二升半，去滓，内芒硝，更上火，微沸下火。先食，温服五合，日三服，当微利。现代用法：作汤剂，水煎前4味，芒硝冲服。

按语：关于本方的煎服法，需要注意以下三点：①先煎诸药，后下芒硝；②饭前服用，即所谓“先食温服”；③每次五合，每日三次，其每次服用量仅为每次煎出量的1/5，可谓小量。

（三）太阳病兼证

在临床上，发热并不是简单地按照太阳中风证、太阳伤寒证、太阳温病这样的证型发病的，实际情况非常复杂，会出现兼证。太阳病的兼证因个人体质不同，其加减也不一样。

关于剂量一般采取一两等于15.625g。太阳病，尤其是感冒发热，很少有久治不愈的，一般服药不超过3剂，基本上是1剂愈。基层医务人员一般在社区，守着患者家门口，治疗及时则不至于导致变证，所以更应大胆开药，最保守的用量也要一两换算为10g。

太阳病，下之微喘者，表未解故也，桂枝加厚朴杏子汤主之。（43）

［注解］太阳中风兼气逆作喘，用桂枝汤加厚朴、杏仁治疗。

例如患者体型肥胖，素有喘疾，体内停有痰饮，又出了汗，如患太阳中风证，引发喘疾，这时候要用桂枝加厚朴杏子汤。

太阳病，项背强几几，反汗出恶风者，桂枝加葛根汤主之。（14）

太阳病，项背强几几，无汗恶风，葛根汤主之。（31）

［注解］太阳病兼项背强几几（拘急不舒），有汗属表虚，无汗属表实，虚者用桂枝加葛根汤，实者用葛根汤。

临床中见到项背强几几这个症状，应该立刻想到葛根这味药。葛根长于缓解外邪郁阻、经气不利、筋脉失养所致的项背强痛。

太阳病，发热恶寒，热多寒少。脉微弱者，此无阳也，不可发汗。宜桂枝二越婢一汤。（27）

太阳中风，脉浮紧，发热恶寒，身疼痛，不汗出而烦躁者，大青龙汤主之。（38）

［注解］太阳病兼热郁于内（内热，烦躁，口渴），有汗属表虚，无汗属表实，虚者用桂枝二越婢一汤，实者用大青龙汤。

伤寒，心下有水气，咳而微喘，发热不渴。服汤已渴者，此寒去欲解也。小青龙汤主之。（41）

［注解］太阳病内夹水饮（干呕，痰饮），如表实无汗，心下有水气，见发热恶寒、无汗、喘咳、干呕者，治以小青龙汤。

汗、吐、下三法是中医治疗疾病的一个排泄途径，也就是说给邪以出路。虽然吐法现在不容易被患者所接受，但是当用时还是应该使用。如心下有水气的时候，仍然会用到小青龙汤。

太阳中风，下利呕逆，表解者，乃可攻之。其人漐漐汗出，发作有时，头痛，心下痞硬满，引胁下痛，干呕短气，汗出不恶寒者，此表解里未和也，十枣汤主之。（152）

［注解］如太阳中风而水气积于胸胁，见发热、恶寒、汗出、头痛、心下及胁部痞硬满痛、干呕短气，表证已解者，用十枣汤攻之。

十枣汤在临床中不能盲目适用，但是遇到危证则不能手软，否则无法根治。笔者在临床中遇到如胸水、肾病、尿毒症合并感染等重症，用十枣汤效果很好。

如果痰饮停留在上面，服用十枣汤可能会吐；如果停留在下边，服药后有可能会泻。笔者亲自试过十枣汤，当时用完之后上吐下泻都有，感觉其冲荡之势一下子就把体内潜伏的病邪排出来了。

伤寒二三日，心中悸而烦者，小建中汤主之。（102）

伤寒，脉结代，心动悸，炙甘草汤主之。（177）

［注解］太阳病兼里虚不足，如阴阳两虚心中悸而烦者，治以小建中汤。如气血亏乏，心力不继，脉结代，心动悸者，治以炙甘草汤。

二、阳明病发热证治

阳明病分为阳明经证和阳明腑证，阳明经证是邪在胃中的病变——白虎汤证，阳明腑证是邪在大肠的病变——承气类证。

阳明是指足阳明胃经和手阳明大肠经，胃和肠都是腑，腑为阳。若腑再分阴阳的话，里边就是阴，这样才平衡。所以胃里的食糜、肠道里的糟粕，能看得见摸得着，属于阴。每一个脏腑，甚至每一个部位都分阴和阳，大家对此要深入理解。凡出现身热、汗自出、不恶寒反恶热、脉大等症，就是阳明病。

阳明之为病，胃家实是也。（180）

“胃家”不是单纯指胃，包括胃、十二指肠、小肠、大肠。为什么说胃家实呢？我们所说的消化过程，是从食管到胃，再到十二指肠、小肠、大肠，从上口进下口出，其内运行的是食物，甚则糟粕，这些是我们能看得到、有形的东西，有形的东西属阴，腑为阳，属于阳中有阴。例如五脏，中医中讲“五脏藏精气而不泻”，精气看不到、无形，所以精气属阳，五脏本身属阴，且藏精气藏阳，所以属于阴中有阳。胃家实指的是里边都是有形的东西，往往实证居多。

在治疗上，阳明经证主要用清法，可选用辛寒苦寒能清解里热的药物。只要辨证对了，剂量准确，这类患者服药后一般能中病即止，否则过用寒凉就容易损伤脾胃。而承气类方剂以后讲脾胃病的时候再具体介绍。实则阳明，虚则太阴，实是胃肠，虚是脾，所以太阴证比阳明证难调。

（一）阳明经证——白虎汤病例及白虎汤证

阳明经证病机为外邪入里化热，热与燥相合于胃中，以致消烁津液，出现身热、汗出、口渴引饮、脉洪大等。“大热、大汗、大烦渴、脉洪大”为阳明四大症，据其可诊断为阳明经证，方用白虎汤。

【验案选录】

患儿，孙某，女，3岁。

现病史：患儿出麻疹后，高热不退，周身出汗，一身未了，又出一身，随拭随出。口渴，饮水不辍，语声短促，唇焦，舌苔薄黄，脉滑数流利。

处方：生石膏30g（包煎），知母6g，炙甘草6g，粳米一大撮。1剂。

医嘱：禁甜凉、辛辣、油腻食物，心态平和，适度运动，适寒温，慎起居。

辨证思路：患儿高热不退，周身出汗，口渴，脉滑数流利，辨为阳明气分热盛充斥内外，治急当清热生津，以防动风痉厥之变。方用白虎汤，服1剂即热退身凉，汗止而愈。患儿阳明“四大热症”都具备，故用白虎汤1剂而愈。

【相关条文分析】

伤寒脉浮，此表有热，里有寒，白虎汤主之。（176）

三阳合病，腹满身重，难以转侧，口不仁而面垢，谵语遗尿，发汗则谵语，下之则额上生汗，手足逆冷，若自汗出者，白虎汤主之。（219）

伤寒脉浮滑而厥者，里有热也，白虎汤主之。（350）

[病机] 外邪入里化热，热与燥相合于胃中，以致消烁津液，出现身热、汗出、口渴引饮、脉洪大等。

[使用时机] 发热，怕热，大汗，口渴重，喜饮冷水。

[治法] 清热生津。方用白虎汤。

[组成] 知母六两，石膏一斤（碎），甘草二两（炙），粳米六合。

[用法] 以上四味药，以水十碗，煮米熟汤成，去滓。每次温服一碗，一日三次。

[用药禁忌] 热退停后服。服过量易伤胃气。

小提示：生石膏性味甘寒，临床中消渴病使用比较多。笔者曾治疗来自东北的一个消渴患者，生石膏用到200g。我们认为胃热才能腐熟水谷，故其胃凉下来之后，消谷善饥的症状就缓解了。另外，石膏还有缩胃的功效。但是要注意，胃病不能过用寒凉药物，如白花蛇舌草、半边莲、虎杖等，不仅疗效不好，日久还会发展为萎缩性胃炎。从西医角度看，很多胃病最初就是浅表性胃炎（非萎缩性胃炎），做胃镜可见胃黏膜轻度充血、水肿，若长期用寒凉药物，疾病就会慢慢发展为萎缩性胃炎。这就是过用寒凉药物的弊端。

按语：白虎汤最早见于东汉末年张仲景《伤寒论》一书，历代中医都将其奉为解热退热的经典名方。中医认为“白虎”为西方金神，对应着秋天凉爽干燥之气。以白虎命名，比喻本方的解热作用迅速，就像秋季凉爽干燥的气息降临大地一样，一扫炎暑湿热之气，这主要因为它奠定和遵循了治疗里热实证的治疗原则——清热泻火。现代药理研究表明，白虎汤除了具有解热作用外，还有增强机体免疫力的作用。

（二）阳明腑证——各类承气汤证

阳明腑证病机为外邪入里化热，与大肠燥热相合，以致津液被耗，燥结成实，阻滞于中，即出现潮热、谵语、便秘、腹满而痛、脉沉实等。

一旦有发热谵语的症状，就可以用大承气。笔者曾经治疗出现摸衣角症状的患者，服药后大便下来是臭秽的，因此临床上越是遇到重症，越是应该冷静下来，运用中医的思维来辨证。

阳明腑证就是我们说的痞、满、燥、实，临床多见潮热、谵语、便秘、腹满而痛、脉沉实等症状，因此一定要辨准证，分析用哪个承气汤，对证用药。

阳明经证有阳明正治和阳明兼治。阳明经正治，包括经和腑。阳明经证就是里热熏蒸，表里俱热，用白虎汤；而阳明腑证是外邪入里化热，与大肠燥热相合，以致津液被耗，燥结成实，阻滞于中，用承气汤。

1. 调胃承气汤

调胃承气汤有缓泻的作用，适用于胃及十二指肠瘀堵，中脘穴以下、神阙穴以上部位有压痛。如按压此部位疼痛且拒按，说明是实证，当用调胃承气汤。

小提示：大黄甘草汤适用于胃中有积滞，食入即吐，朝食暮吐，局部表现为胀满堵闷，在上表现为呃逆、嗳气酸腐，在下表现为大便不调，有可能是不通，也有可能是下利臭秽，这时候用大黄甘草汤，其中的甘草是生甘草，有解百毒的作用，主要解脾胃之毒。

【相关条文分析】

发汗后恶寒者，虚故也。不恶寒但热者，实也，当和胃气，与调胃承气汤。（70）

太阳病未解，脉阴阳俱停，必先振栗汗出而解。但阳脉微者，先汗出而解；但阴脉微者，下之而解。若欲下之，宜调胃承气汤。（94）

伤寒十三日，过经谵语者，以有热也，当以汤下之。若小便利者，大便当硬，而反下利，脉调和者，知医以丸药下之，非其治也。若自下利者，脉当微厥，今反和者，此为内实也，调胃承气汤主之。（105）

太阳病，过经十余日，心下温温欲吐而胸中痛，大便反溏，腹微满，郁郁微烦，先此时自极吐下者，与调胃承气汤。若不尔者，不可与。（123）

阳明病，不吐，不下，心烦者，可与调胃承气汤。（207）

太阳病三日，发汗不解，蒸蒸发热者，属胃也，调胃承气汤主之。（248）

伤寒吐后，腹胀满者，与调胃承气汤。（249）

［病机］燥热结实，胃气不和，引起大便不通、腹胀痛等症。

［主症］大便不通，腹胀痛，燥坚不甚，胃气不和。

［治法］泄热和胃，润燥软坚。

［组成］甘草二两（炙），芒硝半斤，大黄四两（清酒洗）。

［用法］上三味，以水三升，煮二物至一升。去滓，纳芒硝，更

上微火一二沸，温顿服之，以调胃气。

［用药禁忌］虚寒性便闭忌用。

按语：本方与大、小承气汤相比，泻下导滞之力较弱，尤适用于症轻而体弱者。

2. 小承气汤

小肠的募穴是关元，如果小肠瘀堵，则会在关元穴处有压痛，此时应用小承气汤。

【相关条文分析】

阳明病，其人多汗，以津液外出，胃中燥，大便必硬，硬则谵语，小承气汤主之。若一服谵语止者，更莫复服。”（213）

［病机］热实内结，腑气不通。

［主症］大便硬，腹大满，心烦，潮热或谵语，脉滑而疾。

［治法］通腑泄热，消滞除满。方用小承气汤。

［组成］大黄四两，厚朴二两（炙，去皮），枳实三枚（大者，炙）。

［用法］上三味，以水四升。煮取一升二合，去滓，分温二服。初服汤当更衣，不尔者尽饮之，若更衣者，勿服之。

［用药禁忌］孕妇慎用，妇女产后、月经期，或年老体弱、病后津亏及亡血者，均应慎用，必要时可攻补兼施，小剂试用，得效即止，切勿过剂。

3. 大承气汤

如果瘀堵在大肠，方药选大承气汤。大承气和小承气都有枳实、厚朴，但都以什么为主呢？心与小肠相表里，所以小承气汤中枳实的量要大一点儿，堵在大肠的话用大承气汤，厚朴的量大一点儿，因为其有宽肠的作用。

这是我们在临床上看到的阳明腑证，清代医学家柯韵伯提出“实则阳明，虚则太阴”，所以胃肠道的病是比较好治疗的。

【相关条文分析】

伤寒若吐若下后不解，不大便五六日，上至十余日，日晡所发潮热，不恶寒，独语如见鬼状，若剧者，发则不识人，循衣摸床，惕而不安，微喘直视，脉弦者生，清者死，微者但发热谵语者，大承气汤主之，若一服利，则止后服。（212）

［注解］①伤寒证用吐、下法，说明是误治。②“不大便五六日，上至十余日。”正常情况下应该是每天有进必有出，有人说我小时候就四五天不大便，感觉没有影响，其实这也是病态。③“日晡所发潮热，不恶寒”指一到下午或者晚上感觉身上热热的。④“甚则独语如见鬼状”是指严重的时候就像我们说“白天见鬼”似的。我在保定出诊时遇到一个患儿，家长说孩子老是头晕，自述白天能看到别人看不到的东西，大便也不好。“魄”字由“白”“鬼”组成，肺主魄，可以从肺治疗，其大便受影响是因为肺与大肠相表里。⑤“若剧者，发则不识人，循衣摸床，惕而不安，微喘直视，脉弦者生，清者死，微者但发热谵语者，大承气汤主之，若一服利，则止后服。”临床看到这些症状，医生一般不会只开一剂药方。本病是阳明腑气不通，浊阴应该走下窍，此时反而上扰清窍，因此出现独语如见鬼状、发则不识人、循衣摸床、撮空理线等症状，治疗应重在畅通腑气。

[病机] 燥屎内结，阳明热实。

[主症] 大便硬结难解，或热结旁流，潮热，烦躁，谵语，腹胀满痛（腹满不减，减不足言，绕脐痛），手足汗出，脉沉实有力。重者不识人，循衣摸床，惕而不安，喘冒直视。

[治法] 峻下燥结，荡涤热实。

[处方] 大承气汤。

[组成] 大黄四两（酒洗），厚朴半斤（炙，去皮），枳实五枚（炙），芒硝三合。

[用法] 上四味，以水一斗，先煮二物，取五升，去滓，内大黄，更煮取二升，去滓，内芒硝，更上微火一两沸，分温再服，得下余勿服。

[用药禁忌] ①凡表证未解者不宜使用。②孕妇忌用或禁用。③苔色黑而润者不宜用。④凡全身情况明显不良，肠梗阻属绞窄、坏死、坏疽、有穿孔先兆，或应用本方后局部病变反而加剧导致炎症扩散者，均当禁用。⑤本方以峻下热结而通便为主，主要治疗胃肠实热积滞而致大便燥结阳明腑实证，不宜用于虚寒证。

按语：大承气汤本方为寒下的重要方剂。在《伤寒论》中所治证候凡19条，治疗范围广泛，但以伤寒邪传阳明之腑，入里化热，与肠中燥屎相结而成之里热实证为主治重点。由于实热与积滞互结，浊气填塞，腑气不通，故大便秘结，频转矢气。里热消灼津液，糟粕结聚，燥粪积于肠中，故腹痛硬满而拒按。热邪盛于里，上扰心神，故见谵语。四肢禀气于阳明，阳明里热炽盛，蒸迫津液外泄，则手足濈然汗出。热盛伤津，燥实内结，故见舌苔黄燥，甚或焦黑起刺，脉沉实。“热结旁流”，是因里热炽盛，燥屎结于肠中不得出，但自利清水，色青而臭秽不可闻，并见脐腹部疼痛，按之坚硬有块。

热灼津液，阴精大伤，不能上承，故口燥咽干，舌苔焦黄燥裂。

若实热积滞闭阻于内，阳气受遏，不得达于四肢，则可见热厥之证；热盛于里，阴液大伤，筋脉失养，又可出现抽搐，甚至胸满口噤，卧不着席，脚挛急之痉病；如邪热内扰，则可见神昏，甚至发狂。上述诸证，症状虽异，病机则同，皆由实热积滞内结肠胃，热盛而津液大伤所致。此时宜急下实热燥结，以存阴救阴，即“釜底抽薪，急下存阴”之法。

使用本方时，应以痞（心下闷塞坚硬）、满（胸胁脘腹胀满）、燥（肠有燥屎，干结不下）、实（腹中硬满，痛而拒按，大便不通或下利清水而腹中硬满不减）四证及苔黄、脉实为依据。正如张秉成所说：“此方须上中下三焦痞满燥实全见者，方可用之。”吴瑭亦说：“承气非可轻尝之品……舌苔老黄，甚则黑有芒刺，脉体沉实，的系燥结痞满，方可用之。”

三、少阳病发热证治

少阳病为外感病邪在半表半里所致的证候，以口苦、目眩、寒热往来、胸胁苦满、心烦多呕、默默不欲食为特征。少阳病也有很多或然证。

（一）少阳病主证——小柴胡汤证

【验案选录】

案1：患者，李某，男，39岁，邢台人。

现病史：患者高热15天，输液7天，服中药10剂、中西医配合治疗无效，西医检查无明显异常，余无明显不适，舌红苔白，脉弦滑数。

处方：柴胡120g，黄芩20g，生半夏50g，藁本10g，酒大黄50g，桂枝20g，茯苓50g，苍术50g，白芷20g，川芎40g，羌活20g，延胡索20g，泽泻60g，川牛膝40g，芒硝5g，枳实30g，厚朴60g，佩兰10g，炒莱菔子20g，焦神曲30g。

医嘱：①禁甜凉、辛辣、油腻食物，心态平和，适度运动，适寒温，慎起居。②方中所用半夏是生半夏，要加等量生姜来制约。③热退停服，以免服用过量损伤胃气。

辨证思路：本案患者体胖，个性较强，容易生气，经输液、服药不效后想去西医院检查是不是癌症，去医院前给我打电话后来找我就诊。我辨证其属于气郁发热，初诊开了3剂药。患者体重在100kg左右，一般我在临床上柴胡用量为80g，但对于此患者来说显然剂量不够，应根据体质来定，故柴胡用到120g。患者有头痛，血压又高，我在其服药前先为其做了点刺出血，症状好转后让患者服中药。但其煎煮方法不正确，用不锈钢盆熬了半盆，当茶饮一直喝，庆幸的是第二天疾病也痊愈了，患者直呼神奇！

案2：患者，赵某，男，39岁。2017年12月23日初诊。

现病史：间断性发热、眩晕1年。全头昏沉不清，咽痛，上个月发热14天，本月发热5天，白细胞计数（15～26）$\times 10^9$/L，口干口苦，全身酸痛，二便可，舌暗红，苔白，脉弦滑数。

处方：葛根120g，生麻黄20g，桂枝30g，白芍30g，柴胡120g，黄芩40g，天花粉30g，茯苓50g，泽泻60g，红花10g，川牛膝30g，芦根30g，白茅根30g。6剂。

医嘱：禁甜凉、辛辣、油腻食物，心态平和，适度运动，适寒温，慎起居。

二诊：2017年12月27日。患者服药后汗出，诸症减轻，口干欲饮，大便稀，小便黄有味，舌暗红，苔薄黄，脉弦滑数。

处方：葛根90g，荆芥30g，薄荷20g，浮萍20g，桂枝30g，白芍30g，柴胡120g，黄芩40g，石斛20g，知母70g，生石膏50g（包煎），茯苓50g，泽泻30g，川牛膝30g，芦根30g，白茅根30g，苍术30g，萆薢20g。3剂

三诊：2017年12月30日。患者全头昏沉不清减轻，白细胞计数17×10^9/L，口干口苦晨起明显，舌暗红，苔白，脉弦滑数。

处方：葛根120g，生麻黄20g，桂枝30g，白芍30g，柴胡120g，黄芩40g，苍术50g，茯苓50g，泽泻60g，红花10g，川牛膝30g，芦根30g，白茅根30g，知母70g，地骨皮40g。3剂。

辨证思路：本方是柴胡汤合葛根汤。患者项背拘急，浑身酸痛，脉滑数，滑说明体内有湿，加上有眩晕症状，说明此为痰浊上蒙清窍所引起，茯苓、泽泻、牛膝引水下行。因为津液不能上承，下边又有蓄水，所以用芦根、白茅根组成二根汤调节水液代谢。药后汗出，汗出营卫则和，表里则解，诸症减轻。我对于病程长、病情复杂、病情重的患者，一般三四天一调药。

【相关条文分析】

少阳之为病，口苦咽干目眩也。（263）

除口苦、咽干、目眩外，少阳证还会伴有发热，特点为往来寒热。

本太阳病不解，转入少阳者，胁下硬满，干呕不能食，往来

寒热，尚未吐下，脉沉紧者。（96）

［注解］①“本太阳病不解，转入少阳者，胁下硬满”，根据经络循行路线，肝胆互为表里，且都循经胁肋部，故少阳病时出现胁下硬满。②“干呕不能食”，但凡见到小孩恶心，喂点水都会吐，无论口苦与不苦，这已经告诉你此时应用柴胡剂。③“往来寒热，尚未吐下，脉沉紧者。”往来寒热，胸胁苦满，默默不欲饮食，小孩这些症状特别典型，大人也会有，尤其是大人有时无食欲，吃什么都觉得没味道时，不一定有发热，此时应用柴胡剂。在临床中，少阳证不应只局限于肝胆的病变，还应该拓展为半里半表、脏腑之间等部位的疾病。

［病机］此为在正气虚弱的基础上，邪气入于少阳，正邪交争于少阳而成。邪气既不在表，也不在里，或者说既不能出表，又不能入里，而是郁于半表半里，郁热上迫。

［主症］口苦，咽干，目眩，脉弦细。

［使用时机］忽冷忽热，恶心，胸胁胀满感，无食欲。

［治法］和解少阳，和胃降逆，扶正祛邪。

［组成］柴胡半斤，黄芩三两，人参三两，半夏半升（洗），甘草（炙），生姜各三两（切），大枣十二枚（擘）。

［用法］上述七味药，以水十二碗，煮成六碗，去滓，再煎成三碗，每次温服一碗，一天三次。

小提示：小柴胡汤的比例是8：3：3：3：3：3，另加大枣12枚。柴胡如果按10g来算的话应该是80g。大家在临床中一定要知道小柴胡的使用时机，即“忽冷忽热 ，恶心，胸胁胀满感，无食欲”。临床一般用制半夏，我一般用生半夏，只要佐以等量的生姜即可。

（二）少阳病兼证

伤寒五六日，中风，往来寒热，胸胁苦满，默默不欲饮食，心烦喜呕，或胸中烦而呕，或渴，或腹中痛，或胁下痞硬，或心下悸，小便不利，或不渴，身有微热或咳者。（96）

伤寒六七日，发热微恶寒，肢节烦疼，微呕，心下支结，外证未去者，柴胡桂枝汤主之。（146）

［注解］发热微恶寒，肢节烦疼，心下痞结，微呕，是少阳兼太阳病，可用柴胡桂枝汤。

肢节烦痛指的是皮肤肌肉痛，应立即想到桂枝汤。心下痞结，微呕，是少阳兼太阳病，用柴胡桂枝汤。这里为什么不用麻黄呢？因为此时并没有严重的伤寒症状，用麻黄药力过猛，所以用桂枝来解肌。肌肉肢节烦痛，经气不利，因水液代谢障碍阻于肌层，造成经气不通，不通则痛。

太阳病，过经十余日，反二三下之，后四五日，柴胡证仍在者，先与小柴胡汤。呕不止，心下急，郁郁微烦者，为未解也，与大柴胡汤，下之则愈。（103）

伤寒发热，汗出不解，心中痞硬，呕吐而下利者，大柴胡汤主之。（165）

［注解］少阳证而复见腹满痛，郁郁微烦，心以下急，大便不通，舌苔干黄等，是少阳兼阳明里实证，用大柴胡汤。

此两条均为少阳病兼阳明里实的证治，虽见症不同，但病机相同，故治用一法，取大柴胡汤和解与泻下并行，少阳与阳明同治。

103 条论述了少阳病经误下，形成少阳阳明同病的治法。太阳病已罢，邪传他经，谓之过经。从“柴胡证仍在”来看，知邪气传入少阳。少阳病应治以和解之法，若二三下之，是谓误治，所幸患者正气尚旺，未因误下而造成变证。后四五日，柴胡证仍在，说明正气未伤，邪未内陷，仍在少阳。证不变则治亦不变，故先以小柴胡汤运转枢机，和解少阳，病即可愈。倘若服小柴胡汤后病证不解，而反加重：由喜呕变为“呕不止”，乃少阳胆热犯胃，加之热壅阳明，胃气上逆所致；由胸胁苦满变为“心下急”，是邪入阳明，胃热结聚，气机阻滞；“郁郁微烦”是少阳气郁，热扰心神。此为少阳热聚成实，兼入阳明之证，当见腹满痛、不大便等阳明里实之征。少阳病不解则不可下，而阳明里实又不得不下，遂用大柴胡汤和解与通下并行，两解少阳、阳明之邪。

165 条论述了少阳病兼阳明里实另一证型及其治法。伤寒发热，自当汗出表解而热已，今汗出热不解，是邪已化热，内传阳明之征；心中痞硬，呕吐的机理可与 103 条的呕不止、心下急互参；其下利乃阳明燥热结实，迫液旁流所致，故其利必污浊臭秽，下利清水而不爽。本条证候表现虽与 103 条不尽相同，然其少阳郁火炽盛，兼阳明里实的病机则一，故皆用大柴胡汤和解少阳，兼以通下阳明。

伤寒，阳脉涩，阴脉弦，法当腹中急痛，先与小建中汤，不差者，小柴胡汤主之。（100）

［注解］少阳病腹中拘急而痛，脉象浮涩沉弦，是少阳病兼里气不足，先用小建中汤补虚，服药后里虚得复，而少阳病证不减，再用小柴胡汤和解之。

脉浮涩沉弦在临床中不必都要见到，很多时候是要舍脉从证的。例如浮脉主表证，但在这里是阳气欲脱之象。

伤寒五六日，已发汗而复下之，胸胁满微结，小便不利，渴而不呕，但头汗出，往来寒热，心烦者，此为未解也。柴胡桂枝干姜汤主之。（147）

［注解］胸胁满微结，小便不利，渴而不呕，但头汗出，往来寒热，心烦等，是邪热陷于少阳，水饮不化，当用柴胡桂枝干姜汤和解宣饮。

小便不利往往影响水液代谢，凡出现水饮不化，应遵从“病痰饮者当以温药和之”的治疗原则，干姜这里作为温药应用。

伤寒八九日，下之，胸满烦惊，小便不利，谵语，一身尽重，不可转侧者，柴胡加龙骨牡蛎汤主之。（107）

［注解］胸满烦惊，小便不利，谵语，身痛不可转侧，是邪入少阳，正虚神浮，可用柴胡加龙骨牡蛎汤。

神浮，要用柴胡加龙骨牡蛎汤将神敛回来，龙骨侧重于敛心，而牡蛎侧重于敛肝肾。张锡纯在《医学衷中参西录》中说“人之气欲脱先脱于肝”，这也是他的来复汤用到山萸肉、龙骨、牡蛎这些药物的原因。

伤寒，胸中有热，胃中有邪气，腹中痛，欲呕吐者，黄连汤主之。（173）

［注解］热气（胃热）上逆呕吐、寒邪犯胃而腹痛，是上热下寒，用黄连汤清上温中。

本条为上热下寒腹痛欲呕吐的证治，表邪入里而致上热下寒证。“胸中”与“胃中”，指上下部位而言。邪热偏于上，包括胃脘，上至胸膈，故称“胸中有热”。“胃中有邪气”，指腹中有寒邪，部位偏于下。胸胃有热而气逆，故欲呕吐；腹中寒凝气滞，故腹中痛。因热与寒分居上下，而未痞结于中，故无心下痞满。本证热者自热，寒者自寒，阴阳上下，格拒不交，治以黄连汤清上温下，和胃降逆。

（三）少阳证禁忌

少阳有三禁（禁汗、禁下、禁吐）。少阳病的治疗原则，应以和解表里为主（即不发汗的解热法），然而少阳病多兼表兼里，可在和解的基础上，兼用太阳汗法，或兼用阳明下法，随证施治。

四、太阴病发热证治

临床上凡是出现腹满而吐、食不下、自利、时腹自痛、脉缓弱等症，即为太阴病。病因是脾虚湿盛，乃脾经病变。脾喜暖而恶寒，喜升而恶降，所以寒湿内阻，损及脾阳，或寒邪直犯脾经，损及脾胃都会影响水谷的消化和排泄。脾运化水谷的功能不好，不能把水谷化成自身的气血，寒湿邪阻，故时腹自痛。寒湿犯胃，故呕吐。胃气，呆滞故食不下。寒湿不化，脾气不升，故见自利。

太阴病往往属于虚寒证，故其正治为“虚则补之”“寒则温之”，以温法、补法为主，以温中散寒为重点。若兼有表证则治其表，兼有里证治其里。《伤寒论》太阴篇里没有固定的方子，我们根据其属于里虚寒证，当以温里为主，特补出理中汤为太阴病主方。除此之外，还可以用桂附理中丸、附子理中丸等，疗效都很好。

（一）典型病例

病例 1：桂附理中丸病例

现病史：患者哺乳期因食用四川腊肉兼生气引起腹泻呕吐，

呕吐物酸腐，大便暴注下泻，水样泻，舌苔黄腻，发热，体温 37.7 ～ 39.8℃。曾于某诊所输液，因处于哺乳期没有使用抗生素，只输了维生素 B_6 等，效果不佳而来诊。

治疗：根据患者呕吐物酸腐、大便臭秽、舌苔黄腻的证候，我用了葛根芩连汤，2 天大便恶臭消失，但还是有饭后即泄的症状。这就提示损伤脾了，有滑脱之象，改用桂附理中丸，1 次 4 丸，2 次即愈。因此临床一定要注意，如果证型变了，方药也要跟着变化，这就是中医强调的恒动观念，不能一个方子用到底。

病例 2：李士懋老师用甘温除热法治疗气虚发热

患者：白某，女，34 岁。1981 年 5 月 12 日初诊。

现病史：患者于 1979 年 6 月做人工流产，时胎已 6 个月。术后患肺炎，高热不退，愈后身体遂弱。每于紧张或劳累时，阵发畏寒烘热，自汗，体温在 38.5℃左右，或 10 天，或半个月发作一次。自以为感冒，常自服感冒药，休息两天渐缓解。平素头昏，心慌气短，倦怠乏力，易饥，食后亦觉饥饿，白带较多，大便多干。脉左弦细无力，关浮弦而虚；右脉细弱，寸脉略弦。舌淡红，苔白。

处方：党参 9g，生黄芪 10g，茯苓 10g，白术 9g，当归 10g，升麻 5g，柴胡 6g，炙甘草 6g，陈皮 5g，大枣 6 枚，山萸 12g，生牡蛎 15g。

二诊：1981 年 6 月 11 日。上方加减，共服 26 剂，患者劳累后未再发热，精神、体力渐增，头昏、气短、心慌、易饥除，脉转弦缓，便亦不干。

医嘱：继服人参养荣丸 1 个月，每日 2 丸。

辨证思路：患者证属气虚发热；法宜甘温除热，佐以敛肝；方用补中益气汤加减。

气虚发热的特点：①热呈烘热，骤然而起，不伴恶寒，但不任风寒。热而汗出，汗后畏寒。②这种热可仅是自觉症状，体温不高；也有的体温高，可达39℃以上。③高热反复发作，每遇烦劳则发，可持续数月或数年。④高热于晨起及上午明显，此时乃阳升虚阳易动之时。⑤伴头昏、气短、心悸、乏力倦怠、食欲不振、脉虚、舌淡嫩、面少华等气虚之象。这里关键是脉虚，脉可浮、数、大，但必按之虚。

阴虚、阳虚之发热，亦可呈烘热状，但与气虚有别。阴虚者，脉细数，伴虚热之象；阳虚者，脉微弱，伴虚寒之象。

本案以补中益气汤补脾益气，甘温除热；加山萸肉者，因左关虚弦，伴肝阴不足而相火动，真气易泄，故以其敛肝。

（二）太阴病经典条文分析

太阴之为病，腹满而吐，食不下，自利益甚，时腹自痛，若下之，必胸下结硬。（273）

临床上凡是出现腹满而吐、食不下、自利、时腹自痛、脉缓弱等症，即称为太阴病。其病因是脾虚湿盛，病变在脾经。太阴病以脾阳虚弱，运化失职，寒湿内盛，升降失常为基本病机。

脾阳虚弱，则机体失于温煦运化，寒湿内阻，气机壅滞，故见腹部胀满。脾胃为人体气机升降之枢纽，今太阴脾阳虚弱，清阳不升，寒湿下趋则自发泄利；胃气不降，浊阴上逆则呕吐。脾虚不运，纳化失司，则食不下。自利是指自发性下利，非误治所致。“益甚”是指上述脾虚寒湿证，若失于治疗，脾虚不复，中阳虚弱日益加重，其泄利亦必日甚一日，故云“自利益甚”。时腹自痛是太阴虚寒腹痛的特点，乃因中焦阳虚，寒凝气滞，腹失温养所致，常表现为腹痛时作时止、喜温喜按。治疗当温中散寒、健脾燥湿，方用理中汤或丸。

若将腹满、腹痛、呕吐不欲食误认为阳明里实证而误用下法，使中阳更伤，脾胃更弱，运化停滞，水停食阻，寒凝气滞更甚，可导致胸下结硬。

（三）太阴病兼证

1. 里虚夹表

既有下利腹胀满（太阴里虚证），又有身体疼痛（太阳表证），是里虚夹表，当先用理中汤温里，然后再用桂枝汤治表。这又验证了我们前边说的那句话“实人伤寒发其汗，虚人伤寒建其中”。因此有时候把患者的中焦脾胃调理好后，疾病可能就会不治而愈，桂枝汤连喝都不用喝，也许就好了，若用汗法可选葛根、麻黄、桂枝去发汗。

2. 桂枝加芍药汤证和桂枝加大黄汤证

本太阳病，医反下之，因而腹满时痛者，属太阴也，桂枝加芍药汤主之；大实痛者，桂枝加大黄汤主之。（279）

［注解］表证未解，而又有腹满时痛，用桂枝加芍药汤（桂枝汤加重芍药用量）。人体上为阳，下为阴，胸为阳，腹为阴，腹为阴，背为阳，这都是相对的。桂枝汤调和阴阳第一方，上边要是不舒服，

胸闷、心慌难受时要用桂枝，腹部肚子疼的话用白芍，其剂量的变化大家一定要知道。腹满时痛，不用管它是肠系膜淋巴结炎还是胰腺炎，又或者是月经痛，只要有腹满而痛，就要用桂枝倍芍药；表未解夹有宿食而里实满痛，用桂枝加大黄汤。有人说有表证的时候不能泻下，否则就引邪深入了，这就是说有是证用是方。

五、少阴病发热证治

少阴病是发热发展过程中的危重阶段，多出现精神极度衰惫、欲睡不得、似睡非睡的昏迷状态。少阴病是邪在心肾的病变，分为少阴寒化证、少阴热化证两种。阴气不足，故脉微；阴血不足，故脉细；身体虚弱，精神萎靡，故但欲寐。心肾水火不济，病邪从水化寒，阴寒内盛，故出现一派寒化症状；若病邪从火化热伤阴而阴虚阳亢，则出现一派热化症状。

少阴病的治疗原则以扶阳、育阴为主法。寒化则扶阳，宜温补法；热化则育阴，用黄连阿胶汤，宜兼清热法。少阴兼表用温经发汗法；实热内结用急下存阴法。

（一）少阴寒化证

少阴病，脉沉者，急温之，宜四逆汤。（323）

［注解］少阴寒化证是少阴病过程中是较多见的，其症状是无热恶寒、脉微细、但欲寐、四肢厥冷（手凉过肘、足凉过膝）、下利清谷、呕不能食，治疗当以回阳救逆为急，宜四逆汤。

（二）少阴热化证

少阴热化证以阴虚阳亢和阴虚火热相搏两种为主。

1. 阴虚阳亢

少阴病，得之二三日以上，心中烦，不得卧，黄连阿胶汤主之。（303）

［注解］心烦、不得卧、口燥咽干、舌尖红、脉细数、属阴虚阳亢，宜清热育阴的黄连阿胶汤。

2. 阴虚火热相搏

少阴病，下利六七日，咳而呕渴，心烦不得眠者，猪苓汤主之。（319）

［注解］下利、小便不利、咳嗽、呕吐、口渴、心烦不得眠，用猪苓汤滋阴清热，分利水气。

（三）少阴病兼证

1. 少阴兼太阳表实证

发热恶寒无汗、足冷、脉反沉，用麻黄细辛附子汤或麻黄附子甘草汤（药如方名）。

脉沉说明病变部位在里不在表。有人会有疑惑，麻黄附子细辛汤吃下去后不会造成患者过汗吗？答案是不会，因为麻黄在这里是起通阳的作用，脉沉而阳气过不来。

（1）麻黄细辛附子汤

【验案选录】

患者：贾某，女，23岁。2017年11月18日初诊。

现病史：发热2个多月，体温晨起37.5℃，下午5点38.3℃，上半身汗出，双脚踝浮肿，小便通畅，乏力，大便一天一次，头昏沉不清，但欲寐，纳可，经期错后，舌淡苔白，舌下瘀湿重，脉沉缓略数。

西医检查发现心包积液，胸腔积液，淋巴结肿大，骨髓、粒红巨三系增生，败血症，副脾，子宫肌瘤，C- 反应蛋白高、尿蛋白(+)，血沉加快。

处方：生麻黄 30g，细辛 30g，炮附子 30g（先煎），茯苓 50g，生黄芪 60g，防己 40g，葛根 90g，桂枝 40g，生白术 60g，石菖蒲 50g，猪苓 30g，川牛膝 30g，柴胡 60g，黄芩 20g，生半夏 50g，升麻 10g，焦神曲 30g。3 剂。

二诊：2017 年 11 月 22 日。体温基本正常，全身汗出，双脚踝浮肿明显减轻，小便通畅，乏力，大便一天一次，但欲寐，纳可，月经错后，舌淡苔白，舌下瘀湿重，脉沉缓。

处方：生麻黄 30g，细辛 30g，炮附子 50g（先煎），茯苓 70g，泽泻 30g，生黄芪 90g，防己 40g，厚朴 60g，桂枝 40g，生白术 60g，石菖蒲 50g，猪苓 40g，川牛膝 30g，柴胡 60g，黄芩 20g，生半夏 50g，焦神曲 30g，炒麦芽 30g。

医嘱：①禁甜凉、辛辣、油腻食物，心态平和，适度运动，适寒温，慎起居。②炮附子应先煎。煎煮方法：在冷水中浸泡 30 分钟，然后大火烧开后转小火煮 1 小时。将药汁和其他药混合，再用大火烧开，转小火煮 1 小时，煎煮完成。

辨证思路：初诊时患者为上热下寒证，小便虽然通畅，但可能是用了西药利尿药的效果。患者当时全身发白，像在水里泡过一样，尤其是颜面，为虚浮的表现，因此用麻黄附子细辛汤。茯苓、黄芪、防己为黄芪防己汤之义，利三焦之水。大便虽然一天一次，但是下有水肿及颈项强硬，所以要解肌，发汗利小便，发汗的同时还要配合解表的药，用葛根、桂枝、生白术，配合猪苓、石菖蒲以及柴胡剂解三焦，服药后很快热退。

二诊时舌下痰湿重，用茯苓、泽泻、黄芪、防己、厚朴、白术、石菖蒲、猪苓、牛膝、半夏等甘淡渗利药物祛湿，用焦神曲、炒麦芽来顾护胃。正如李可所说“万病不治求脾肾”。

中医学认为，六经都可以发热，但往往发于三阳者较三阴相对好治，所以小孩的病往往都好治，因其是纯阳之体，发于太阳、少阳、阳明者居多；而成年人的发热来源于各种疾病，可以说是内伤杂病，相对难治。我们用六经辨证，无论是哪种发热都有其对应的方药。

（2）麻黄附子细辛汤证

少阴病，始得之，反发热，脉沉者，麻黄附子细辛汤主之。（301）

少阴之为病，脉微细，但欲寐。（281）

少阴病，恶寒身蜷而利，手足逆冷者，不治。（295）

［病机］外感之寒凉，由太阳直透少阴，是太阳与少阴合病。

［主症］发热不甚，恶寒无汗，头身痛，神疲乏力，脉沉。

［治法］温经散寒，助阳解表。

［处方］麻黄细辛附子汤。

［组成］麻黄二两（去节），细辛二两，附子一枚（炮，去皮，破八片）。

［用法］以上三味药，以水十碗，先煮麻黄，待水量减少二碗，捞去浮在上层的白沫，再放入其他药材，煮成三碗，去滓，每次温服一碗，一天三次。

［使用时机］发热、咳嗽、咽痛、鼻病，无汗，口不渴，怕冷，

四肢冰冷，疲累。

［注意事项］附子的选用：建议使用不含胆巴的炮附子，胆巴相当于防腐剂，会造成肝肾功能异常。比如有的药店黑附片用到 10g 就出现口唇发麻、后背发紧等症状，患者就认为是药没开对，附子中毒了，其实不是辨证错误，而是胆巴引起的药品质量问题。

当然，药物也有可能会有这些问题，个别体质的患者会对其中某一味药敏感，引起肝肾功能的损伤，所以大家一定要注意个体的差异性，用药要谨慎。

2. 少阴兼阳明里实证

少阴病，得之二三日，口燥咽干者，急下之，宜大承气汤。（320）

少阴病，自利清水，色纯青，心下必痛，口干燥者，可下之，宜大承气汤。（321）

少阴病，六七日，腹胀不大便者，急下之，宜大承气汤。（322）

［注解］口燥咽干，腹胀硬满而痛，不大便或下利清水，宜用大承气汤急下存阴。

六、厥阴病发热证治

厥阴病是六经病证的最后阶段。在临床中，太阳病不解会内传阳明或者少阳，只有少阳的时候才会内传太阴、少阴、厥阴，到厥阴之后就是阴的尽头了，处于半生半死状态，或者死或者回到阳。有些疾病到厥阴之后出现恶寒发热的证候，则提示疾病向好的方向发展了，故厥阴有“阴极阳衰”“阴尽阳生”的含义。一旦出现但寒不热、四肢厥逆，则提示病重或病危。厥阴证当辨热多还是厥多，厥多是走向死亡，热多则走向太阳。上热下寒者用乌梅丸治疗效果最好。

（一）厥阴病分类

厥阴病在临床上可归纳为四类：

1. 上热下寒证

消渴，气上冲心，心中疼热，为上热证；饥而不欲食，食则吐蛔，下之利不止，为下寒证。

2. 厥热胜复证

四肢厥逆与发热交错出现。

3. 厥逆证

四肢厥冷，轻者不过腕踝，重者可越过肘膝。

4. 下利吐哕证

热利下重，为湿热下利；下利谵语，为实热下利；下利清谷，为虚寒下利。干呕、吐涎沫、头痛，为寒饮呕吐；呕而发热，为发热呕吐；哕而腹满，为里实哕逆。

其主要见于上热下寒，上指的胃热，下指的肠寒，见于消渴病。消渴病分为上消、中消、下消。

（二）典型病例

病例1：乌梅丸病例

我曾治疗一患者，来的时候心电图表现为心肌缺血，ST段、T波异常，两颊、两颧骨潮红，自觉发热，但体温正常，腰膝酸冷，手足烦热。我开出的处方是乌梅丸。1次2丸，1日3次。

辨证思路：给大家谈一下我对冠状动脉造影的认识。造影剂打进去的时候，微细的血管是看不到的，大的血管才能看到，如果兼有心脏搏动不强的话，不见得能把造影剂排出来。有的人说自己心肌梗死才百分之三四十，还达不到安装心脏支架的指标，平时多注意就可以了。殊不知前边堵了，就像水的上源堵了，下源就缺水了，前面心肌梗死了，那后面的心肌一定缺血，长时间的心肌缺血就会导致心肌梗死。

患者发病的时候不是特别典型的心肌梗死，但是已经很危险了，患者的整个腿都是凉的，但脸是红的，这就提示寒热开始格拒了，上热下寒，寒热错杂。

临床心得：我在临床发现，农村的人和城市的人发病是不一样的，为什么？中医不是单纯治病，而是治人，我们要知道他的工作环境。我曾治疗一个李姓年轻的心脏病患者，治疗了6次，其他症状都好转了，只剩下肩膀发紧，为什么呢？一是与“肺心有邪，其气留于两肘”有关，二是患者在车间工作，夏天一直开着中央空调，长期受寒。另外，农村的人如果不舒服一般都忍着，加上一直在活动，虽然生病了但阳气相对较旺，不像城市的人过度医疗，整天坐着不动，“动以养阳，静以养阴”，所以很多人偏胖。可见，临证时一定要把患者的工作环境、习惯问清楚了，然后“三分治七分养”。

病例 2：吴茱萸汤病例

我曾治疗兰州的一个患者，经常恶心、呕吐、眩晕、头痛、发热（其实是脑瘤，只是病情较轻，影像学没有检查出来），患者头痛得不是很厉害，不像我之前治疗的另外一个脑瘤患者头痛欲裂，直想撞墙。但出现这样的证候，我立马想到的是吴茱萸汤。吴茱萸用量 75g（此时一定要大剂量用，否则剂量小了是不管用的），患者服药后很快痊愈，这就是有是证用是方。

（三）厥阴病经典条文分析

厥阴之为病，消渴，气上撞心，心中疼热，饥而不欲食，食则吐蛔，下之利不止。（304）

病至厥阴，则肝木失调，心包也受邪犯，相火上炎为热，心火不能下达为寒，所以有上热下寒；在正邪交争中，阳胜阴衰则热多寒少；阴胜阳衰则寒多热少，所以有厥逆胜复。病邪内陷，气血紊乱，阴阳不能顺接，所以有各种厥逆证。肝胃气逆，或湿热下注，或实热壅结，或脾胃虚寒，所以有吐利。

（四）厥阴病治法

伤寒脉微而厥，至七八日肤冷，其人躁无暂安时者，此为脏厥，非蛔厥也。蛔厥者，其人当吐蛔。令病者静，而复时烦者，此为脏寒，蛔上入其膈，故烦，须臾复止，得食而呕，又烦者，蛔闻食臭出，其人当自吐蛔。蛔厥者，乌梅丸主之。又主久利。（338）

［注解］消渴，气上撞心，心中疼热，饥而不欲食，食则吐蛔，下之利不止，是寒热错杂证，治疗也当寒温并施，乌梅丸是厥阴病

寒热错杂证的主方。

伤寒本自寒下，医复吐下之，寒格，更逆吐下；若食入口即吐，干姜黄连黄芩人参汤主之。（359）

［注解］吐逆自利，食入即吐，气味酸臭浑浊，本证也是上热下寒，病情比较复杂，故也寒热并投。上热宜清，下寒宜温，正虚宜补，用干姜黄芩黄连人参汤。

“利”病位在肠道，“吐”在胃，胃肠有寒热错杂的证候，用干姜黄芩黄连汤，干姜暖脾，黄芩清胃热。

伤寒六七日，大下后，寸脉沉而迟，手足厥逆，下部脉不至，喉咽不利，唾脓血，泄利不止者，为难治，麻黄升麻汤主之。（357）

［注解］下利不止，手足厥逆，咽喉不利，唾脓血。邪热当清，寒邪当温，正虚当补，郁阳当宣，寒热杂呈，故用药也当温凉补散兼施，用麻黄升麻汤。

热利下重者，白头翁汤主之。（371）

下利欲饮水者，以有热故也，白头翁汤主之。（373）

［注解］利下黏腻脓血，腹痛，里急后重，肛门灼热，口渴，脉数有力，是热性下利，故以大苦大寒的白头翁汤治疗。

手足厥寒，脉细欲绝者，当归四逆汤主之。（351）

［注解］血虚受寒，正气被郁，手足厥冷，脉细欲绝，当归四逆汤最为适用。

干呕吐涎沫，头痛者，吴茱萸汤主之。（378）

［注解］干呕、吐涎沫、头痛，为寒饮呕吐，用吴茱萸汤治疗。

（五）厥阴病变证治法

呕而发热者，小柴胡汤主之。（379）

［注解］呕而发热，是病邪由阴转阳的佳兆，法当因势利导，用小柴胡汤和解之。

下利谵语者，有燥屎也，宜小承气汤。（374）

［注解］下利谵语是实热下利，厥阴邪热外出，与肠胃之热相合，因燥实尚未结硬，故只宜小承气汤缓攻之。

（六）厥逆证治法

呕而脉弱，小便复利，身有微热，见厥者难治，四逆汤主之。（377）

［注解］下利厥逆，大汗出，身微热而恶寒，小便利，脉微欲绝，阴盛阳微，阳气有外脱之象，为寒厥证，急当扶阳抑阴，用四逆汤治疗。

厥阴证的治法往往会用到扶阳，大汗出是属于阴盛阳微，阳气有外脱之象，有很多老年人急性心梗的时候都是出大凉汗，是外脱之象，这时候要用四逆汤，注意四逆里的附子要用生附子。

口干，舌燥，烦渴引饮，小便黄赤，属热厥证，用石膏汤。

肤冷，时静时烦，得食呕吐，常自吐蛔，为蛔厥，乌梅丸可降逆止呕、温胃安蛔，故为蛔厥主方。

六经辨证发热小结

一、太阳病：麻黄汤证、桂枝汤证、葛根汤证

1. 麻黄汤证

［主症］恶寒，发热，无汗而喘，头痛，周身疼痛，脉浮紧。

［治法］辛温发汗，宣肺平喘。

［处方］麻黄汤。

2. 桂枝汤证

［主症］汗出，发热，恶风，头痛，脉浮缓。

［治法］解肌祛风，调和营卫。

［处方］桂枝汤。

3. 葛根汤证

［主症］恶寒（风），发热，头痛，无汗，项背拘急不舒，脉浮紧。

［治法］发汗解表，升津舒筋。

［处方］葛根汤。

二、阳明病：白虎汤证、三承气汤证

1. 白虎汤证

［主症］发热，汗出，口渴，脉浮滑。

［治法］辛寒清热。

［处方］白虎汤。

2. 三承气汤证

（1）调胃承气汤证

［主症］腹胀满，大便不通，蒸蒸发热，心烦。

［治法］泻热和胃。

［处方］调胃承气汤。

（2）小承气汤证

［主症］大便硬，腹大满，心烦，潮热或谵语，脉滑而疾。

［治法］通腑泻热，消滞除满。

［处方］小承气汤。

（3）大承气汤证

［主症］大便硬结难解，或热结旁流，潮热，烦躁，谵语，腹胀满痛（腹满不减，减不足言，绕脐痛），手足汗出，脉沉实有力。重者不识人，循衣摸床，惕而不安，喘冒直视。

［治法］峻下燥结，荡涤热实。

［处方］大承气汤。

三、少阳病：小柴胡汤证

小柴胡汤证

［主症］往来寒热，胸胁苦满，心烦喜呕，默默不欲饮食，口苦，咽干，目眩，脉弦细。

[治法] 和解少阳，调畅枢机。

[处方] 小柴胡汤。

四、太阴病：理中汤证

理中汤证

[主症] 自利不渴，腹满而吐，食不下，自利益甚，时腹自痛。

[治法] 温中散寒，健脾燥湿。

[处方] 轻者用理中汤，重者用四逆汤。

五、少阴病：四逆汤证

四逆汤证

[主症] 四肢厥逆，身蜷恶寒，自利而渴，小便色白，脉微细，但欲寐。

[治法] 温肾回阳。方用四逆汤。

六、厥阴病：乌梅丸证

乌梅丸证

[主症] 时静时烦，腹痛及胃脘疼痛时作时止，痛剧时手足厥冷，有呕吐厥冷，又可治疗寒热错杂，虚实互见的久利。

[治法] 清上温下，安蛔止痛。

[处方] 乌梅丸。

六经发热的常见合病、并病

1. 太阳少阳合病：柴胡桂枝汤、黄芩汤。

2. 太阳阳明合病：葛根汤、葛根芩连汤、桂枝加葛根汤、大青龙汤、越婢汤、桂二越一汤。

3. 少阳阳明合病：小柴胡加石膏汤、小柴胡加芒硝汤、大柴胡汤、大小柴胡汤合泻心汤。

4. 太阳、少阳、阳明合病：小柴胡汤合葛根汤、小柴胡汤合麻杏石甘汤、小柴胡汤合越婢汤等。

发热的中医适宜技术应用

1. 针刺：外关透内关（打通生死桥，沟通内外），针刺之前可以喝点儿凉水，隐隐能看到针尖波动即可。

2. 点刺出血：点刺少商、商阳、大椎、耳尖、肺俞、膈俞、至阳，小儿可刺四缝，遵循热随血泄的治疗原则。

3. 刮痧：取肺经、膀胱经，重点在肺俞、脾俞等，可激发内脏的功能，把阳气调动起来。

4. 拔罐：大椎、肺俞、至阳。

5. 其他发汗之法：汗蒸、生姜红糖香菜水发汗等。

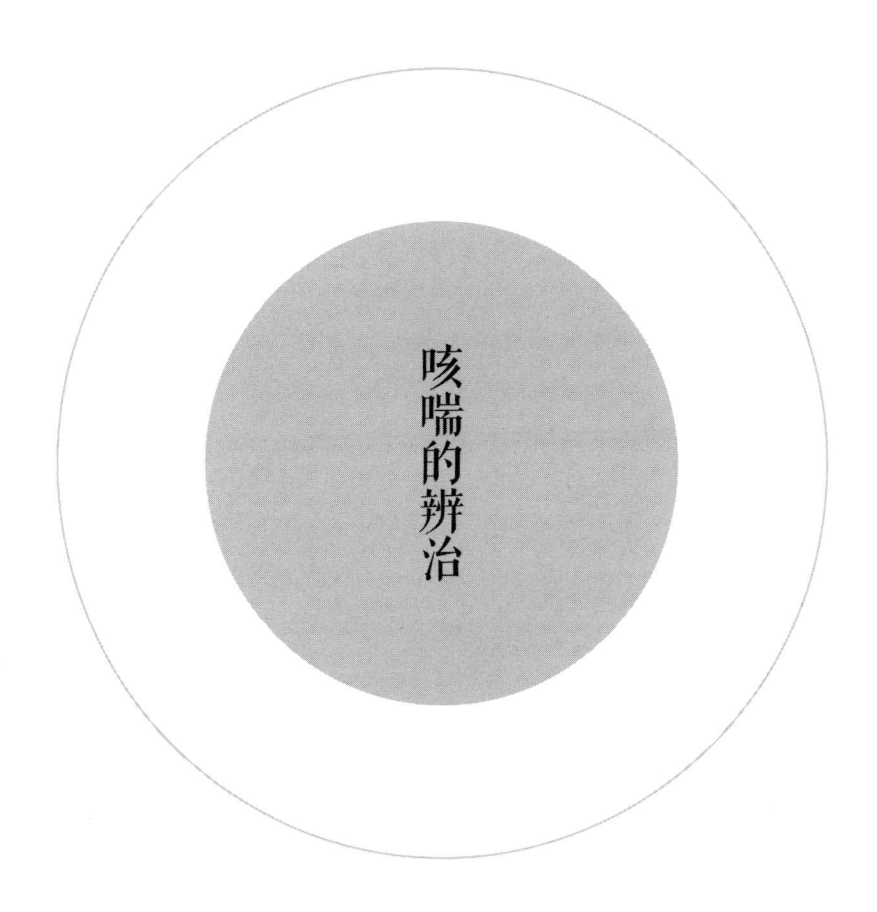

咳喘的辨治

咳喘是临床常见疾病之一，也是肺系病证的主要症状。遵循中医的辨证论治，同样效如桴鼓。下面从一个病例入手来学习咳喘的证治。

患者，刘某，女，70 岁。2018 年 9 月 29 日初诊。

现病史：全身浮肿 7 天，加重 3 天。患者因肺炎在社区诊所先输液 5 天，治疗不效，后于某医院住院治疗，输液 9 天后咳喘略平稳，但全身浮肿、胸闷心慌加重，检查提示心衰征象。刻下症：全身水肿，腹部憋胀，头昏沉不清，血压不稳，口干渴，喜热饮，胸闷心慌，脘腹胀满，内有腹水，用利尿药后夜尿 3 ～ 4 次，四肢憋胀浮肿，大便干而不畅，寐差，乏力，精神不振，没有食欲。舌暗红，苔黄干厚，脉弦滑。随即停掉西药，内服中药。患者服用 6 剂药后的反馈见图 12。

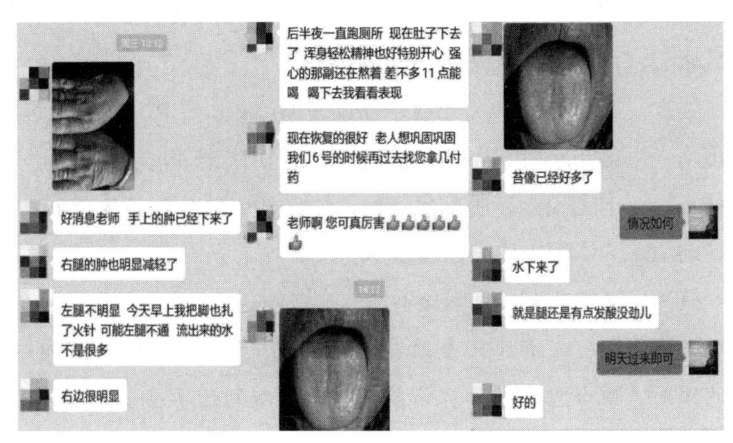

图 12　信息反馈 2

处方一：两天三剂。桃仁 40g，枳实 30g，厚朴 120g，茯苓 50g，猪苓 40g，泽泻 30g，瓜蒌 70g，薤白 40g，芦根 30g，桂枝

40g，苍术 50g，木瓜 30g，川牛膝 30g，酒大黄 30g，白茅根 30g。

处方二：强心 3 剂。附子 90g（先煎），干姜 30g，炙甘草 30g，茯苓 50g，生龙骨 30g，生牡蛎 30g，山萸肉 90g，磁石 30g，丹参 60g，石菖蒲 50g，莱菔子 30g。

二诊：2018 年 10 月 6 日。患者服药后全身浮肿明显消退，右腿略显肿，夜尿减少，精神可，大便稀，脘腹胀满减轻，胸闷心慌减轻，寐差，舌淡紫苔白腻，脉弦滑。

处方：炮附子 120g（先煎，逐日递加 10g），生麻黄 10g，茯苓 70g，猪苓 40g，泽泻 30g，川牛膝 40g，瓜蒌 70g，薤白 40g，半夏 50g，枳实 30g，厚朴 120g，桂枝 40g，滑石 20g（包煎），生龙骨 30g，生牡蛎 30g，山萸肉 120g，磁石 30g，细辛 10g。

三诊：2018 年 10 月 14 日。患者全身浮肿消失，右腿略肿，小便可以，夜尿减少，精神振奋，大便稀，脘腹胀满明显好转，胸闷心慌略显，舌淡紫，苔黄腻，脉弦滑。

处方：炮附子 190g（先煎，逐日递加 10g），生附子 20g（包煎、先煎），茯苓 70g，猪苓 40g，泽泻 50g，川牛膝 40g，石菖蒲 50g，厚朴 160g，桂枝 40g，胆南星 30g，滑石 20g（包煎），生龙骨 30g，生牡蛎 30g，山萸肉 120g，磁石 30g。

三诊后诸症消失，无明显不适，痊愈停药。

辨证思路：在邪正交争的发病过程中，急则治其标，在内服中药的同时，配合火针治疗。诸症减轻后，缓则治其本强心温肾，调理脏腑功能，才能效如桴鼓，凸显中医神奇疗效。元旦微信随访，患者一切健康，还能骑车出去打麻将。

咳喘的病因

一、外因

1. 感受外邪

感受外邪分为外感风寒或风热犯肺。肺恶寒，“形寒饮冷则伤肺”，寒邪犯肺则肺气逆乱而发为咳喘。肺属金而畏火，火热之邪刑金伤肺，则肺金失其清肃之令，肺气上逆，发为咳喘；或热伤肺之血脉，蓄结痈脓，发为肺痈而咳喘。

2. 接触异物

接触过敏原也是常见的引起咳喘的原因。过敏原种类很多，一般来自体外，如花粉、尘土、螨虫、工业粉尘、动物毛屑、鱼、虾、油漆、染料等，都可以诱发此病。

3. 劳倦情志

情志因素是哮喘发病的原因之一，精神紧张、焦虑、抑郁、紧张、恐惧本身就是部分患者的独立致病因素，且长期情绪低落和劳倦会致机体正气亏虚，对咳喘防治产生不利影响。

二、内因

1. 肺脾肾不足

本病长期反复发作，势必伤正，导致内脏虚损。如寒痰损伤脾肾之阳，痰热耗伤肺肾之阴，则病变可从实转虚，在缓解期表现为肺脾肾等脏器虚弱之候。肺虚则不主气，气不化津，而痰浊内蕴，或肺阴虚火旺炼液为痰，肃降无权，并因肺虚卫外不固，易感受外邪而诱发；脾虚运化失职，水谷不化精微上输于肺，反积湿生痰，上贮于肺，影响肺气升降，常因饮食不当诱发；肾虚精气亏乏，摄纳失常，阳虚则水泛为痰，或阴虚则虚火灼津成痰，上干于肺，而致肺气出纳失司，每易遇劳诱发。

2. 痰饮宿根

肺为贮痰之器，痰停肺内，阻遏气息之道路，致肺气受阻而郁结逆上，发为咳喘；肺为太阴而居胸阳之位，饮停胸胁，则胸阳不振而肺气失和，发为咳喘。

咳喘的辨证论治

一、分证论治

（一）寒饮郁肺

咳而上气，喉中水鸡声，射干麻黄汤主之。（《金匮要略·肺痿肺痈咳嗽上气病脉证并治第七》第6条）

［病机］寒饮内停，肺气不宣。

［治则］散寒化饮，降逆平喘

［症状］咳嗽气喘，喘不能平卧，喉中有痰鸣音，痰多清稀，胸闷、不渴等。

［处方］射干麻黄汤。

［方药］射干十三枚一法三两，麻黄四两，生姜四两，细辛、紫菀、款冬花各三两，五味子半升，大枣七枚，半夏（大者，洗）八枚一法半升。

［用法］上九味，以水一斗二升，先煮麻黄两沸，去上沫，纳诸药，煮取三升，分温三服。

［方解］射干化痰开结，麻黄宣肺平喘；款冬花、紫菀止咳化痰；生姜、细辛散寒行水，半夏降气化痰，五味子收敛肺气；大枣安中。诸药同用，散寒宣肺，降逆化痰，散中有敛，祛邪而不伤正。

（二）痰浊壅肺

咳逆上气，时时吐唾浊，但坐不得眠，皂荚丸主之。（《金匮要略·肺痿肺痈咳嗽上气病脉证并治第七》第7条）

［病机］肺中痰浊壅塞，肺气不利。

［治则］开壅除痰，止咳平喘。

［症状］咳喘痰多，稠黏如胶，咯唾不爽，胸满或痛连胸胁，但坐不得眠。

［处方］皂荚丸。

［方药］皂荚八两（刮去皮，用酥炙）。

［用法］上一味，末之，蜜丸梧子大，以枣膏和汤服三丸，日三夜一服。

［方解］皂荚味辛咸，宣壅利窍，其性悍而专攻浊痰。大枣甘温，既能缓皂荚之峻猛，又能固护脏腑之正气。诸药合用，能迅速祛除壅阻之浊痰，而又不伤正气。痰浊得除，壅塞即消，肺窍通利，喘咳自平。皂荚丸只治痰浊阻塞而致憋喘之标，病情缓解后需调补肺、脾、肾。

按语：以痰浊为矛盾的主要方面时，甚则化热，可以用皂荚，但是皂荚丸的应用不太好把握。皂荚的功效是涤痰，此痰必须是焦痰，不管量多少，痰大多是黄黑色，或者灰色，临床中抽烟的患者用皂荚丸比较多。在应用皂荚丸的时候除了考虑痰的颜色外，还要考虑患者的体质，如果患者脾胃功能不好则不要用。皂荚是碱性的，对胃黏膜有刺激性，所以在用皂荚的时候一定要加红枣，因为红枣有护胃的功效。

当痰热闭肺的时候会出现咳嗽咯痰，在临床中多见于西医的肺炎疾患。由风寒、风热、痰热或者其他病变导致的痰热闭肺，临床表现大体可总结为“热”“咳”“痰”“喘”“扇”。“扇”是鼻翼扇动，呼吸不通畅。根据阴阳理论，心属火、属阳，肺属阴。痰热闭肺则肺的功能失常，痰浊还会蒙蔽心窍导致心功能异常，甚则还会引起心气虚弱、心阳虚衰。心是热的，肺是寒的，肺过寒且以痰为主的时候，心阳会受到影响，所以会出现胸闷、心慌、气短等症状，可能会出现危症。心阳欲脱的时候用独参汤就能解决，还可用四逆汤，注意四逆汤中的附子是生附子。

（三）风热夹饮上逆

咳而上气，此为肺胀，其人喘，目如脱状，脉浮大者，越婢加半夏汤主之。（《金匮要略·肺痿肺痈咳嗽上气病脉证并治第七》第13条）

[病机] 外感风热，水饮内停，饮热郁肺。

[治则] 宣肺泄热，降逆平喘。

[症状] 咳嗽喘急，两目胀满，如欲脱出状，脉浮大有力等。

[处方] 越婢加半夏汤。

［方药］麻黄六两，石膏半斤，生姜三两，大枣十五枚，甘草二两，半夏半升。

［用法］上六味，以水六升，先煎麻黄，去上沫，纳诸药，煮取三升，分温三服。

［方解］麻黄宣降肺气以平喘；石膏辛寒散郁热，二药合用辛凉相伍，既发越水气，又兼清理热。半夏降逆蠲饮化痰。生姜既助麻黄宣散，又助半夏降逆。甘草、大枣安中，调和诸药。共奏宣肺泄热，蠲饮除痰，降逆平喘之功。郁热得泄，逆气得降，肺气宣降正常，故喘咳自愈。

（四）外寒内饮而夹热

肺胀，咳而上气，烦躁而喘，脉浮者，心下有水，小青龙加石膏汤主之。（《金匮要略·肺痿肺痈咳嗽上气病脉证并治第七》第14条）

［病机］外感风寒，内有寒饮，饮郁化热。

［治则］解表化饮，清热除烦。

［症状］发热恶寒，烦躁而咳喘，不能平卧，胸脘痞闷，干呕等。

［方药］小青龙加石膏汤。

［处方］麻黄、芍药、桂枝、细辛、甘草、干姜各三两，五味子、半夏各半升，石膏二两。

［用法］上九味，以水一斗，先煮麻黄，去上沫，纳诸药，煮取三升。强人服一升，羸者减之，日三服，小儿服四合。

［方解］麻黄、桂枝解表散寒；芍药、桂枝相伍，调和营卫；干姜、细辛、半夏温化水饮，降逆化痰；配五味子收敛肺气，以防肺

耗散太过，甘草调和诸药；石膏清热，与麻黄相协且可发越水气。诸药相伍，使表解、饮化、热除，即咳喘自止。

（五）肺胃津伤，肺气上逆

大逆上气、咽喉不利，止逆下气者，麦门冬汤主之。（**《金匮要略·肺痿肺痈咳嗽上气病脉证并治第七》第10条**）

[病机] 肺胃津液耗损，虚火气逆。

[治则] 养阴清热，降逆下气。

[症状] 咳嗽气喘，咽喉干燥不利，咯痰不爽，口干欲得凉润，舌红少苔，脉虚数。

[方药] 麦门冬汤。

[处方] 麦门冬七升，半夏一升，人参二两，甘草二两，粳米三合，大枣十二枚。

[用法] 上六味，以水一斗二升，煮取四升，温服一升，日三夜一服。

[方解] 麦冬养阴清热，半夏降逆化痰，人参、甘草、大枣、粳米养胃益气，诸药合用使胃得养而气能生津，津液充沛则虚火自敛、咳逆上气等症状亦可随之逐渐消失。

（六）其他

临床中往往证型复杂多变，还会影响其他脏腑功能，需进一步辨证。

1. 饮邪上逆，胸阳痹阻

若饮邪上逆，胸阳痹阻，其实不是肺系的疾病，是《金匮要略》

中的胸痹，用瓜蒌薤白白酒汤来豁痰利气。

胸痹之病，喘息咳唾，胸背痛，短气，寸口脉沉而迟，关上小紧数，瓜蒌薤白白酒汤主之。（《金匮要略·胸痹心痛短气病脉证并治第九》第3条）

［病机］胸阳不振，肺失肃降。

［治则］通阳宣痹。

［症状］喘息咳唾，胸背痛，短气，寸口脉沉而迟，关上小紧数。

［处方］瓜蒌薤白白酒汤。

［方药］瓜蒌实一枚（捣），薤白半斤，白酒七升。

［用法］上三味，同煮，取二升，分温再服。

［方解］方中瓜蒌实苦寒滑利，豁痰宽胸；薤白辛温，通阳散结，《灵枢·五味》有“心病宜食薤”之说；白酒功善通阳，可助药势。诸药配伍，使痹阻得通，胸阳得宣，则诸症可解。

2. 膈间支饮，虚实错杂

膈间支饮，其人喘满，心下痞坚，面色黧黑，其脉沉紧，得之数十日，医吐下之不愈，木防己汤主之。（《金匮要略·痰饮咳嗽病脉证并治第十二》第24条）

［病机］饮热互结于心下，肺气不利，正气已虚。

［治则］补虚清热，散饮降逆。

［症状］咳喘胸满，心下痞坚，面色黧黑，脉象沉紧等。

［处方］木防己汤。

［方药］木防己三两，石膏十二枚（如鸡子大），桂枝二两，人参四两。

［用法］上四味，以水六升，煮取二升，分温再服。

［方解］木防己苦寒，行水饮，散结气，通行三焦之水，使水饮外达肌肤，下走二便；桂枝辛温振奋心阳，兼能降逆，与木防己配伍，一苦一辛，可行水饮而散结气，消散心下痞坚；石膏辛凉以清泄郁热，其性沉降，可镇饮邪上逆；人参甘温扶正补虚。诸药合用，针对虚实寒热错杂之病机使阴复逆平，则咳喘自止。

按语：若是膈间支饮属虚实错杂，肋骨间难受的时候用木防己汤。注意一定是木防己，不要用粉防己，在治疗膈间水饮的时候非常好用。临床表现除了肋骨疼、面色黧黑，甚至躺下之后感觉往上顶之外，还有患者觉得吃饱饭后，两个肋骨撑得更难受了，这就是膈间有饮，这时候用木防己汤治疗。

3. 饮热郁肺，腹气不通

支饮胸满者，厚朴大黄汤主之。（《**金匮要略·痰饮咳嗽病脉证并治第十二**》第 26 条）

［病机］饮热郁肺，腑气不通。

［治则］逐饮荡热，行气开郁。

［症状］胸腹胀满，气急，大便秘结。

［处方］厚朴大黄汤。

［方药］厚朴一尺，大黄六两，枳实四枚。

［用法］上三味，以水五升，煮取二升，分温再服。

［方解］此方即小承气汤，以大黄多，遂名厚朴大黄汤。本方以厚朴为君，理气为主，具有显著的消积行气功效。三药合用，共奏理气逐饮、荡涤实邪之效。

4. 饮热肺壅，肺气郁闭

支饮不得息，葶苈大枣泻肺汤主之。（《金匮要略·痰饮咳嗽病脉证并治第十二》第27条）

肺痈，喘不得卧，葶苈大枣泻肺汤主之。（《金匮要略·肺痿肺痈咳嗽上气病脉证并治第七》第11条）

肺痈胸满胀，一身面目浮肿，鼻塞清涕出，不闻香臭酸辛，咳逆上气，喘鸣迫塞，葶苈大枣泻肺汤主之。（《金匮要略·肺痿肺痈咳嗽上气病脉证并治第七》第15条）

［病机］实邪壅盛，痰热壅肺，气机被阻。

［治则］泻肺逐饮，化痰平喘。

［症状］咳喘不得卧，短气不得息，张口抬肩，胸满。

［处方］葶苈大枣泻肺汤。

［方药］葶苈（熬令黄色，捣丸如弹丸大），大枣十二枚。

［用法］上先以水三升，煮枣取二升，去枣，纳葶苈，煮取一升，顿服。

［方解］葶苈子辛散苦泄，泻下逐痰，恐其峻猛而伤正气，佐以大枣之甘温安中而缓和药性。二药合用泻不伤正，共奏开肺逐邪之效。

按语：痰热蕴肺，肺气郁闭，用葶苈大枣泻肺汤治疗。葶苈子有类甘遂、类十枣汤的作用，对胃也有刺激，如何避免这个弊端呢？在炮制上要炒后单包。葶苈子这个药，我在治疗心脏疾患的时候用得比较多，治疗肺要想到心，治疗心的时候也要想到肺，这是二者之间的协调性。

5. 阳虚寒饮内盛

冲气即低，而反更咳、胸满者，用桂苓五味甘草汤，去桂加干姜、细辛，以治其咳满。（《金匮要略·痰饮咳嗽病脉证并治第十二》第37条）

[病机] 阳虚寒饮内盛，肺失肃降。

[治则] 温阳散寒，化饮降逆。

[症状] 咳喘，胸满，四肢不温，倦怠乏力等。

[处方] 苓甘五味姜辛汤。

[方药] 茯苓四两，甘草、干姜、细辛各三两，五味子半升。

[用法] 上五味，以水八升，煮取三升，去滓，温服半升，日三服。

[方解] 茯苓健脾利水，导水从小便而去；干姜、细辛温阳散寒化饮；五味子敛肺止咳，与甘草同伍酸甘化阴，以制姜、辛之燥。诸药合用，化饮而不燥，温阳而不伤阴，治疗肾阳虚，寒饮内盛，肺失肃降之咳喘证。

6. 饮积胸胁，正气未复

病悬饮者，十枣汤主之。（《金匮要略·痰饮咳嗽病脉证并治第十二》第22条）

[病机] 饮邪积聚在内（胸胁之间），内外泛滥。

[治则] 攻逐水饮。

[症状] 以心下痞、硬满、引胁下痛为主症，常伴有头痛、干呕、短气、脉沉有力等。

[处方] 十枣汤。

[方药] 芫花（熬）、甘遂、大戟各等分。

［用法］上三味，捣散，以水一升五合，先煮肥大聚十枚，取八合，去滓，纳药末。强人服一钱匕，羸人服半钱，平旦温服之；不下者，明日更加半钱，得快下后，糜粥自养。

［方解］十枣汤中甘遂善行经隧水湿，大戟善泄脏腑水湿，芫花善攻胸胁癖饮。三药均为攻破逐水猛药，无论水饮留积在胸腹胁下还是脏腑腠理，均能排除。由于三药均有毒性，药性猛烈，易损伤正气，故配以大枣健脾扶正，使峻下而不伤正。

按语：一般情况下不要用十枣汤，只有当胸水满得厉害，而且西医抽胸水，抽得越多水起得越多的时候，才考虑选用十枣汤。关于剂量要注意看患者是强人还是弱人，如果患者体质特别壮，起步甘遂、大戟、芫花各1g，弱人用甘遂、大戟、芫花各0.5g，这是治疗咳嗽的经方中常用的剂量。煎煮方法是先放10个肥大的大枣，用五碗水煮成一碗浓浓的大枣汤，先喝上半碗，再用一点点枣汤把药末冲着喝了，最后把剩下的小半碗汤喝了。

晨起空腹服用，因为服用十枣汤后会出现上吐下泻等症状。如果邪位于上的话，吐得会很厉害；如果邪位于下，可能腹泻会很厉害；还有的患者会出现上吐下泻。喝完十枣汤可以喝一点儿热粥，除此之外，饮食上要注意不能吃咸的东西，因为如果吃咸的食物废水容易回头，再发展下去邪会下陷。所以在临床中我一直强调“三分治七分养”，饮食很重要，一定要把控好。

（七）小结

“肺气实则咳喘。”实指的是痰湿，前期可以清痰湿，但最后一定要解表散寒、温化里饮。

如果有里饮用小青龙汤，除烦加生石膏，解表化饮，清热除烦；

干呕，要散寒化饮，降肺平喘。

宣肺泄热、降逆平喘，用越婢加半夏汤，注意一定是生半夏。我亲自试用半夏时，旁边要放生姜，千万不能咽下去，不然喉咙会肿，在嘴里嚼可以感觉到从黏膜里边往外渗水，所以半夏能把膈间和肺里肺外的废水排出去。

开胸除痰、止咳平喘用皂荚丸。

涤痰用葶苈大枣泻肺汤。

苓甘五味姜辛汤，不管寒热咳嗽都可以用于善后。“脾为生痰之源，肺为贮痰之器”，最终要落实到补阳健脾。

干咳、咽喉不利，用麦门冬汤兼加和解少阳药。

补虚清热，面色黧黑，其人喘逆，为膈间水饮，用木防己汤。

二、典型病例

（一）麻杏石甘汤

1. 麻杏石甘汤方

[组成] 麻黄四两，杏仁五十个，炙甘草二两，生石膏半斤。

[用法] 上四味，以水七升，煮麻黄，减二升去上沫，纳诸药，煮取二升，去渣，温服一升。

[使用时机] 有汗，咳嗽不止，痰出黄黏，胃口尚可 。

[煎服法] 以上四味药，以水七碗，先煮麻黄，等水量减少二碗，捞去浮在上层的白沫，再放入其他药材，煮成三碗。去滓，每次温服一碗。汗出后须擦干，避免吹风受凉。

[注意事项] 忌食生冷、黏滑、肉面、辛辣、酒、酪、臭恶

等物。

2. 麻杏石甘汤病例

患者，郜某，男，50 岁。2017 年 12 月 23 日初诊。

现病史：主诉咳嗽 8 天。患者咳嗽，自述吃消炎药无效，有痰不易咳出，白痰，咳逆上气，息粗，鼻扇，发热，体温 37.7℃，大便略干，浑身酸痛，心慌汗出，头两侧痛，流清涕，汗出，小便黄，说梦话，口干，舌红边齿痕苔黄厚腻，脉弦滑数。

处方：生麻黄 30g，炒杏仁 30g，生石膏 70g（包煎），生甘草 30g，葶苈子 30g，紫苏子 30g，桃仁 30g，冬瓜仁 60g，柴胡 120g，生半夏 40g，黄芩 40g，陈皮 20g，茯苓 30g，桂枝 30g，海浮石 30g，紫菀 30g，款冬花 30g，桔梗 90g，焦神曲 30g，炒麦芽 30g，百部 30g。3 剂。

医嘱：禁甜凉、辛辣、油腻食物，心态平和，适度运动，适寒温，慎起居。

辨证思路：患者自述为白痰，白痰应该属寒，但是患者发热且大便干，提示有热，所以应属寒热错杂。人体上下都可以见到寒热错杂的病理状态，出现浑身酸疼、心慌出汗、头两侧疼、流清鼻涕、小便黄、口干喜冷饮、舌红边有齿痕等症状。患者本身脾的功能弱，所以喝凉水可能会不舒服。这样的患者往往不管内在是寒还是热，只要有痰，有咳嗽的症状，根本病因就是痰。“病痰饮者，当以温药和之”，因此不要服用大量寒凉的药，以免闭门留寇。苔黄厚腻，脉弦滑浮濡数，数为假热脉象，寒邪引起的疾病照样也会出现数脉，比如说外寒内饮、外寒内寒等。

方用麻杏石甘汤合千金苇茎汤合小柴胡汤加减。麻杏石甘汤，麻黄四两，保守为40g，如果体质壮者可用60g。此处用的是生麻黄，杏仁往往和麻黄的剂量是一致的。若患者不是内部痰湿特别盛，麻黄剂量可以大于杏仁，把肺中痰湿排出去，而杏仁把正常水液滋润起来。炙甘草本身是甘而入脾胃的，但是经过炮制后焦苦入心。大家可以看出，这个方子在无形中已经告诉我们，治肺的时候还要治心的，可见经方是很有趣的。生石膏是白色，入肺经，所以能清肺热。

上四味选用的时机是有汗而咳嗽不止，咳黄痰，胃口还可以（如果胃口不好，忌用生石膏）。白虎汤治疗消渴里的中消，表现为整天饥饿，但吃饭又心慌，不吃也心慌。白虎汤、白虎加人参汤里石膏用到120g，寒主收引，胃马上就缩下来了，胃一收缩就没有容量去吃过多的食物，胃口一下子就小了。所以要想减肥的话，也可适量地应用此法。

葶苈子、苏子、桃仁、冬瓜仁，取千金苇茎汤之义。患者有头两侧疼、面色黧黑等症状，根据经络所过、主治所及，所以加了柴胡剂（柴胡、黄芩、生半夏40g）。生姜解半夏之毒，一定要放与半夏等量的生姜。浑身酸疼用麻黄宣透。为什么用陈皮、茯苓、半夏？这是合二陈汤。口干渴用生石膏。

（二）小青龙汤案

1. 小青龙汤方

［组成］麻黄三两（去节），桂枝三两（去皮），芍药三两，五味子半升，干姜三两（切），甘草三两（炙），细辛三两，半夏半升（汤洗）。

［用法］上八味，以水一斗先煮麻黄，减二升去上沫，纳诸药，煮取三升，去滓温服一升。注意：有做过心脏手术的患者不可以用麻黄，可改用荆芥五钱、防风三钱、浮萍三钱来取代麻黄。

［使用时机］怕冷、无汗，发热，咳嗽重，出白痰，口不渴，身体痛，没有胃口。

［煎服法］①以上八味药，以水十碗，先煮麻黄，等水量减少二碗，捞去浮在上层的白沫，再放入其他药材，煮成三碗。去滓，每次温服一碗。②喝完药后以全身微微出汗为最佳。切记不可使患者流太多汗。汗出后须擦干，避免吹风受凉。

［注意事项］忌食生冷、黏滑、肉面、辛辣、酒、酪、臭恶等物。

［方歌］小青龙汤桂芍麻，干姜辛夏草味加，外束风寒内停饮，散寒蠲饮效堪夸。

2. 小青龙汤病例

患者，焦某，女，76 岁。2017 年 4 月 22 日初诊。

现病史：主诉咳喘、气短 70 余年，加重 2 天。哮喘，痰白，难出，嗳气，善太息，气短，胸闷心悸，后背疼，躺不平，颜面及双下肢浮肿，沉烦，大便干，一天一次，舌暗红苔水滑，脉弦滑。既往史：素有哮喘咳嗽，从小时候到 76 岁。

处方：生麻黄 30g，桂枝 30g，干姜 60g，细辛 30g，炙甘草 30g，生半夏 70g，瓜蒌 70g，薤白 40g，海浮石 30g，枳实 30g，厚朴 60g，莱菔子 30g，茯苓 50g，苍术 50g，木瓜 30g，牛膝 30g，五味子 20g，生牡蛎 30g，柴胡 60g，黄芩 40g，葶苈子 30g，炒杏仁 30g，冬瓜仁 30g。3 剂。

二诊：2017年4月26日。患者服药后症状明显减轻，咳嗽不大，痰黄白，好咳出，可以躺平，大便不干，一天一次，哮喘减轻，气短，舌暗红苔水滑脉弦滑。

处方：生麻黄30g，桂枝30g，干姜60g，细辛30g，炙甘草30g，生半夏70g，瓜蒌70g，薤白40g，海浮石30g，枳实30g，厚朴60g，莱菔子30g，茯苓70g，牛膝30g，五味子20g，石菖蒲50g，生牡蛎30g，柴胡30g，黄芩40g，葶苈子30g，炒杏仁30g，冬瓜仁30g，桃仁30g。

辨证思路：该患者让我印象特别深刻。患者说她生下来的时候，妈妈一看是闺女就扔了，结果在外头冻了一晚上一看没死又抱回来了。在外边冻一晚上的孩子，应该是从那时开始就有内寒了。最初的时候患者说，她不知道痰要吐出来，之前把痰都咽下去了，而且一直是喘不上气，咳嗽痰白难除。日子一长，郁而化热，就有发热的趋势。为什么躺不平？一般肺病心病患者都躺不平。因为坐起来的话，水往低处往下走，不影响心肺的功能，但是躺平了之后水就在一个水平线上了，这时候水饮上凌心肺，所以很多人躺平了症状会加重。这就提示我们，无论患者是心衰还是肺的问题，都应该从痰而治。肺与大肠相表里，大便干，是因为肺的肃降功能减退了。大肠不能很好地传导，一天一次，还打嗝，其实是肺胃都受影响了。善叹息，是寒湿困遏于胸中，造成胸阳不振，影响了阳的功能。胸闷心悸，哮喘气短，后背疼，颜面及双下肢浮肿，主要是心肺之间的协调性变差了。肺为水之上源，相当于吸管，水液代谢不通畅，只有把肺气宣发开，水自然从吸管流下来。双下肢沉烦，是水往低处流。

方用小青龙汤合瓜蒌剂加减。瓜蒌剂，针对痰浊蒙蔽胸阳引起的胸部不适，胸闷气短、气喘心悸，这些症状提示胸阳不振。大便干要把它往下导，枳实、厚朴、莱菔子可通腑气。茯苓、苍术、木瓜、牛膝引水下行。柴胡梳理气机，黄芩、葶苈子、冬瓜仁、杏仁除痰浊。诸药配伍，多经方合用，7 剂药后症状均有明显改善，只有嗓子还有一点儿不舒服。7 剂药是按照 3+4 的模式开的，3 剂后病情已经大好，4 剂药用来调理。内饮不除，就会感而复发。临床中这种患者后期的依从性非常差，只要症状一好，就觉得是病痊愈了，其实不然，需要继续调理。

（三）大青龙汤案

1. 大青龙汤方

［组成］麻黄六两（去节），桂枝二两（去皮），炙甘草二两，杏仁四十枚（去皮尖），生姜三两（切），大枣十个（擘），石膏如鸡子大（碎）。

［用法］上七味，以水九升，先煮麻黄，减二升，去上沫，纳诸药，煮取三升，取滓，温服一升，取微似汗。注意：心脏疾病患者忌用。

［使用时机］怕冷，无汗，发热咳嗽重，咳出黄痰，身痛，口渴重，喜饮冷水，烦躁。这也是 SARS、禽流感的主要证型之一 。

［煎服法］①用六碗水大火快煮成二碗，汤成后立刻关火，待温时空腹喝第一碗。②如果 1 小时内汗出热退咳止，就不需要喝第二碗。③如果 3 小时内无出汗，就再喝第二碗。注意一旦汗出，就不用再喝第二碗了，因为已经好了，再喝恐怕会伤到津液。④当身体出汗时须待静室中，等到出汗自然停止后，再出房间。⑤切不可以出汗时吹到风，如此病邪将无法排尽，还会复发。⑥成人每次一碗，

小孩每次半碗，婴儿每次1/4碗。⑦一般患者在服药后第二天中午时会很饿，胃口大开，这表示疾病向愈。

［注意事项］忌食生冷、黏滑、肉面、五辛（辛辣）、酒、酪、臭恶等物。

按语：大青龙汤的一定要注意生石膏的用量，它的使用时期是外寒内热，口渴重，喜冷水且烦躁，这也是我们说的SARS、禽流感的症状。在临床中，我治疗流感的时候常用此方，效果很好。大青龙汤的煎煮方法大家一定要记住，并注意其饮食禁忌。

2. 大青龙汤病例

患者，米某，男，24岁。2017年1月3日初诊。

现病史：主诉感冒1天。流清鼻涕，无汗，嗓子痛，咳嗽不甚，发热，体温37.6℃，口干鼻塞，口气较重，小便黄，大便干，脚凉，心脏功能不是特别好，舌红苔薄黄腻，脉浮缓。

处方：生麻黄40g，生半夏40g，生甘草10g，生石膏70g（包煎），桂枝40g，炒杏仁40g，葛根60g，黄芩40g，酒大黄30g，柴胡60g，桔梗60g，焦神曲30g，炒麦芽20g，茯苓50g，厚朴30g。1剂。

医嘱：禁甜凉、辛辣、油腻食物，心态平和，适度运动，适寒温，慎起居。

辨证思路：患者流清鼻涕、无汗、嗓子痛，口干鼻塞，小便黄，大便干，舌红苔薄黄腻，脉浮缓，为感冒太阳伤寒兼阳郁内热，“外寒内热大青龙”，故方用大青龙汤加减。有时候在临床辨别三阳都不是很明显时，可以用柴胡剂，如柴胡、黄芩、半夏来和解一下。大青龙为麻黄汤加生石膏，用葛根是上有伤津之势，起升提津液的作用。舌苔黄腻说明体内湿盛，口味重是感冒之后胃中有停食，用大黄甘草汤，注意一定要用生甘草，不能用炙甘草，生甘草有解脾胃毒之功。桔梗甘草是排脓汤。茯苓健脾利湿，杜绝脾生痰湿的根源。辨证及用药准确，所以患者1剂即愈。

当心脏功能减退的时候，使用麻黄要加等量的蝉蜕或者浮萍等，或者将麻黄换成其他药。如果使用麻黄要告知患者会有心慌的感觉，停药后就没有这个反应了，这也是“未病先防”。就像针刺、刮痧、拔罐时会出现什么样的反应，一定要跟患者交代清楚，避免引起恐慌，反而对疾病不利。

曾经有个卫生院院长问我药用武火煎和小火煎效果不一样，哪种好一些？我的回答是治疗的疾病不一样，药物组成不一样，火的大小也就不一样。若是滋补类中药就小火慢炖，若是治疗外感病证的中药就用大火。依据古代人的生活习性，六碗水煮两碗再空腹喝，若1小时内汗出热退，不要喝第二碗了，这就是常说的中病即止。若3小时没有出汗，再喝第二碗。当身体出汗时，要待汗止后再活动。有人一出汗后就开始吹空调或者出汗后就去洗澡，寒湿很容易进入体内，故切不可汗出时受风。细节性的内容往往决定成败，因此日常生活中衣食住行等方方方面，如不能吹空调电扇、吃凉的东西，跟患者一定要交代到位。

（四）射干麻黄汤案

1. 射干麻黄汤方

咳而上气，喉中水鸡声，射干麻黄汤主之。（《金匮要略·肺痿肺痈咳嗽上气病脉证并治第七》第6条）

[组成] 射干三两，麻黄四两，生姜四两，细辛、紫菀、款冬花各三两，五味子半升（约合现代的25g），半夏半升（约合现代的65g），大枣七枚。

[使用时机] 怕冷，咳嗽，痰多而清稀，口不渴，喉咙痒而不舒服。

[煎服法] 以上九味药，以水十二碗，等水量减少二碗，捞去浮在上层的白沫，再放入其他药材，煮成三碗。去滓，每次温服一碗。

[注意事项] 忌食生冷、黏滑、肉面、辛辣、酒酪、臭恶等物。

2. 射干麻黄汤病例

患者，李某，男，6岁。2017年12月5日初诊。

现病史：主诉发热、咳嗽5天。曾服头孢类药物（具体不详）6天，发热时服安瑞克（布洛芬颗粒）效不佳，汗出热不退，故求中医诊治。刻下症：发热，体温38.7℃，咳嗽，喉中痰鸣，有哮鸣音，但吐不出，恶心欲吐，白天重，口中异味，纳呆，大便不畅，2日未行，小便不详，咽红肿，舌红有芒刺苔白，脉滑数。检查：血象不高，C–反应蛋白升高。

处方：射干20g，生麻黄20g，紫菀30g，款冬花30g，生半夏40g，黄芩20g，炒杏仁30g，生石膏50g（包煎），柴胡60g，枳实30g，厚朴30g，海浮石30g，白前20g，前胡20g，金银花20g，瓜蒌50g，葶苈子10g，莱菔子20g。2剂。

医嘱：禁甜凉、辛辣、油腻食物，心态平和，适度运动，适寒温，慎起居。

辨证思路：患者发热、咳嗽5天，不伴有打喷嚏、流鼻涕的症状，曾服头孢类药物、安瑞克效果不佳，汗出热不退，体温37.8℃，咳嗽喉中痰鸣，有哮鸣音，痰不好出，这是痰浊闭肺的表现；恶心呕吐，说明证已转属少阳；咽红肿，舌红有芒刺苔白，脉滑数，提示机体有化热的征象。检查白细胞不高，但炎性因子 C- 反应蛋白高，用中医思维来看病已入里，可和解。在明确辨证的基础上选用射干麻黄合柴胡剂合麻杏石甘汤加减，用枳实、厚朴来通肠腑，用药加减要兼顾肺与大肠相表里的影响。

（五）苓甘五味姜辛汤案

1. 苓甘五味姜辛汤方

[组成] 茯苓四两，甘草三两，五味子半升，干姜三两，细辛三两，半夏半升，杏仁半升，大黄二两。

[使用时机] 咳嗽，白痰，无表证（恶寒、发热、身痛）时使用。

[煎服法] 以上七味药，以水十碗，煮成三碗。去滓，每次温服半碗。一日三次。

[注意事项] 忌食生冷、黏滑、肉面、辛辣、酒酪、臭恶等物。

2. 苓甘五味姜辛汤病例

患者，贾某，男，10 岁。2017 年 1 月 14 日初诊。

现病史：主诉咳嗽，咳喘输液 10 天效不佳，伴有胸闷气短，咳嗽，咽痒，咽堵，白痰，小便黄，大便可以，但头汗出，纳呆，舌淡苔白腻，脉细数。

既往史：素有支气管哮喘 3 年，心肌损伤、支气管扩张、肝功异常病史。

处方：茯苓50g，炙甘草30g，五味子10g，干姜30g，细辛30g，生麻黄20g，葶苈子20g，桂枝20g，生半夏30g，射干30g，桃仁20g，冬瓜仁20g，生白术60g，枳实20g，厚朴30g，莱菔子30g，泽泻30g，牛膝30g，海浮石30g。

医嘱：禁甜凉、辛辣、油腻食物，心态平和，适度运动，适寒温，慎起居。

辨证思路：患者素有喘疾，又为儿童，证因脾阳不足，寒从中生，聚湿成饮，寒饮犯肺所致，此即“形寒寒饮则伤肺”（《灵枢·邪气脏腑病形》）之义。寒饮停肺，宣降失和，故咳嗽痰多、清稀色白；饮阻气机，故胸满不舒。治当温阳化饮。方以干姜为君，既温肺散寒以化饮，又温运脾阳以化湿。臣以细辛，取其辛散之性，温肺散寒，助干姜温肺散寒化饮之力；复以茯苓健脾渗湿，化饮利水，一以导水饮之邪从小便而去，一以杜绝生饮之源，合干姜温化渗利，健脾助运。为防干姜、细辛耗伤肺气，又佐以五味子敛肺止咳，与干姜、细辛相伍，一温一散一敛，使散不伤正，敛不留邪，且能调节肺司开阖之职，为仲景用以温肺化饮的常用组合。

（六）千金苇茎汤案

1. 千金苇茎汤方

［组成］苇茎一两半（45g），薏苡仁一两（30g），冬瓜子六钱（18g），桃仁三钱（9g）。

［使用时机］咳嗽，黄痰，不易咯出，无表证（恶寒、发热、身痛）时使用。常配合大青龙汤、麻杏石甘汤使用。

［煎服法］以上四味药捣碎，以水六碗，煮取三碗，每次服一

碗，分三次服用。

［注意事项］忌食生冷、黏滑、肉面、辛辣、酒酪、臭恶等物。

2. 千金苇茎汤病例

患者，郭某，女，76岁。2017年2月22日初诊。

现病史：主诉喘促、咳痰60年，加重3天。满肺啰音，哮鸣音，白痰，嗳气烧心，喘促，胸闷气短，心慌，鸡胸，面色苍白，大便干呈羊屎状，两三天一次，夜尿1～2次，后背压沉，口干，不愈饮，前额（阳明胃经）蒙，入睡困难，腰酸困，舌淡紫苔白腻，脉弦硬滑。

既往史：从小哮喘病程60年，肺气肿。

处方：桃仁20g，炙甘草30g，细辛40g，五味子20g，白果30g，冬花30g，紫菀30g，麻黄30g，炒杏仁30g，桂枝30g，生半夏40g，葶苈子30g，干姜60g，冬瓜仁30g，旋覆花30g，代赭石30g，生牡蛎30g，瓜蒌50g，枳实30g，火麻仁20g，郁李仁20g，白前10g，前胡10g，磁石30g，厚朴30g，莱菔子30g。3剂。

二诊:2017年2月25日。服药后患者哮喘、满肺啰音明显减轻，肺底哮鸣音、白痰难咯、嗳气、烧心、胸闷减轻，活动气短，鸡胸，大便不干，1天1次，夜尿1次，口干，想喝水，入睡困难，腰酸困减轻，舌淡紫苔白腻，脉弦硬减轻，治疗大方向是祛痰湿。

处方：干姜70g，炙甘草30g，细辛50g，五味子30g，白果20g，款冬花30g，紫菀30g，麻黄20g，炒杏仁40g，生半夏50g，葶苈子30g，桃仁30g，冬瓜仁40g，旋覆花30g，代赭石30g，瓜蒌70g，枳实30g，火麻仁20g，茯苓30g，陈皮10g，生南星10g，厚朴50g，莱菔子30g，枸杞子30g，菟丝子30g，淫羊藿30g，补骨脂

30g。

三诊：2017年3月1日。患者哮喘、满肺啰音消失，肺底哮鸣音消失，白黏痰难咯、嗳气减轻，胸闷减轻，活动气短但感觉有劲了，口干，想喝水，入睡困难，腰酸困减轻，舌淡紫苔白，脉弦硬减轻。

处方：干姜70g，炙甘草30g，细辛60g，五味子30g，白果20g，冬花30g，紫菀30g，麻黄30g，炒杏仁40g，生半夏50g，葶苈子40g，桃仁30g，冬瓜仁50g，旋覆花30g，代赭石30g，瓜蒌70g，枳实40g，火麻仁20g，茯苓30g，生南星20g，莱菔子30g，黑附子30g（先煎），天竺黄30g，枸杞子30g，菟丝子30g，淫羊藿30g，补骨脂30g。

四诊：2017年3月4日。患者症状进一步好转，继续治疗。

处方：旋覆花30g，代赭石40g，瓜蒌70g，薤白30g，枳实40g，生半夏70g，生南星30g，海浮石30g，麻黄40g，炒杏仁40g，葶苈子40g，桃仁40g，冬瓜仁60g，火麻仁40g，茯苓50g，莱菔子30g，干姜90g，细辛60g，生白术30g，款冬花30g，紫菀30g，天竺黄30g，桂枝40g。

医嘱：禁甜凉、辛辣、油腻食物，心态平和，适度运动，适寒温，慎起居。

辨证思路：消炎药往往会造成心脏损伤，并且刺激胃造成脾胃损伤，所以本案用纯中药治疗。初诊方用千金苇茎汤合甘草干姜汤加减。满肺的湿啰音说明肺中寒湿过重，所以加甘草干姜汤。肺胃之气不降，打嗝上冲就严重，加旋覆花、半夏。火麻仁、郁李仁通大便。头困重发蒙，所以加磁石。

肾为气之根，所以加温药。天竺黄、生南星祛痰湿，借鉴李可老中医的肾四味：枸杞子、菟丝子、淫羊藿、补骨脂。我治疗重症一般开3～4剂，以免出现变动。

“病痰饮者，当以温药和之”，所以用甘草干姜汤暖上焦，瓜蒌薤白半夏枳实厚朴汤祛除心脏痰湿而强心，并滋润肠道。

（七）麻黄附子细辛汤案

1. 麻黄附子细辛汤方

［组成］麻黄（去节二两），细辛（二两），附子（炮，去皮，破八片，一枚）。

［使用时机］发热、咳嗽、喉咙痛、鼻病，无汗，口不渴，怕冷，四肢冰冷，疲累。

［煎服法］以上三味药，以水十碗，先煮麻黄，待水量减少二碗，捞去浮在上层的白沫，再放入其他药材，煮成三碗，去滓，每次温服一碗，一天三次。注意：务必使用不含胆巴的炮附子。胆巴相当于防腐剂，会造成肝肾功能异常，甚至衰竭，害人性命。辨别有无含胆巴之方法：以舌尖舔一下炮附子，若有咸味即是有胆巴。

［注意事项］忌食生冷、黏滑、肉面、辛辣、酒酪、臭恶等物。

2. 麻黄附子细辛汤病例

病例1：患者万某，女，64岁，2011年7月21日初诊。

现病史：主诉干咳8余年，加重4天。咳嗽8余年，四处求医，屡服中西药乏效，严重影响日常生活，痛苦不堪。多次胸片均示双肺纹理增粗，未见实质性病变。刻下症：干咳，偶有泡沫白痰，咳嗽程度不随气候变化而有所缓解或加重，四季不辍，无有宁日，苦不堪言，咳则十数声不停，咳甚时则小便失禁，偶有睡时咳醒。就诊时闻其咳声不断，舌质暗，舌体胖，舌苔薄白，脉沉细、按之无力。

处方：生麻黄10g（先煎去上沫），制附片30g（先煎），细辛6g，白前10g，杏仁12g，桔梗10g，紫菀10g，桃仁10g，炙甘草30g。4剂。

二诊：患者心情愉快，自述服药3剂咳嗽即明显减轻，现仅偶有微咳，舌质稍暗、舌体胖、舌苔薄白。效不更方，继予上方加味。

处方：生麻黄10g（先煎去上沫），制附片30g（先煎），细辛6g，白前10g，杏仁12g，紫菀10g，法半夏10g，桂枝10g，炙甘草30g。

继服7剂，咳嗽及诸症若失。

辨证思路：本案辨为肾阳亏虚，寒邪恋肺；治宜温肾散寒，宣降肺气，止咳化痰；予麻黄附子细辛汤加味。

病例2：患者李某，男性，30余岁。

现病史：主诉咳嗽1个多月。患感冒咳嗽，迁延未愈。曾服西药和中药，咳嗽不止。胸透无异常。迁延1个月后来诊。体温37.5℃，喉痒咳嗽，痰白而稀，量少，神形憔悴，声微嘶，困倦嗜卧，舌淡有薄润白苔，脉沉弦而尺部独浮。

处方：麻黄附子细辛汤。2剂即愈。

辨证思路：《张氏医通》说，暴哑声不出，咽痛异常，卒然而起，或欲咳不能咳，或无疑，或清痰上溢，脉多沉紧，或数疾无伦，此大寒犯肾也，麻黄附子细辛汤温之，并以蜜制附子噙之，慎不可轻用寒凉之剂。于是本案用麻黄附子细辛汤方，给服2剂，热退，咳止声扬。原方出入，兼予调理，身体康复。

（八）麦门冬汤案

1. 麦门冬汤方

［组成］麦门冬七升，半夏一升，人参二两，甘草二两，粳米三合，大枣十二枚。

［用法］上六味，以水一斗二升，煮取六升，温服一升，日三夜一服。

［使用时机］干咳无痰，声哑，无表证（恶寒、发热、身痛）时使用，咳逆上气、咽喉不利、咯痰不爽；或劳嗽日久不愈、口干咽燥、日晡发热、手足心热；舌红少苔，脉虚数。

［注意事项］忌食生冷、黏滑、肉面、辛辣、酒酪、臭恶等物。

2. 麦门冬汤病例

病例 1：患者陈某，女。2017 年 3 月 4 日初诊。

现病史：主诉干咳月余。汗出心烦，咳嗽干咳，口淡无味，纳可，小便量少，曾服利尿药，舌下瘀紫，苔白，脉弦滑。

处方：麦冬 60g，红参 30g，黑附子 70g（先煎），干姜 30g，桂枝 20g，生牡蛎 30g，生龙骨 30g，茯苓 50g，天冬 30g，山萸肉 60g，苏叶 10g，猪苓 30g，泽泻 30g，牛膝 30g，补骨脂 30g，菟丝子 30g，枸杞子 30g，淫羊藿 30g。

医嘱：①禁甜凉、辛辣、油腻食物，心态平和，适度运动，适寒温，慎起居。②黑附子应先煎。煎煮方法：在冷水中浸泡 30 分钟，然后大火烧开后转小火煮 1 小时。之后将药汁和其他药混合，再用大火烧开，转小火煮1小时，煎煮完成。

辨证思路：方中附子用的是炮附子，不经过胆巴炮制，所以排除了很多干扰疗效的因素，还应用了大量的桂枝、龙骨、牡蛎。在临床中，心和肺一般放在一起治疗，因为单纯一个发病的病例很少，往往涉及肺的咳嗽哮喘，患者心脏也不好，最终要调心脏。这可以说是四逆汤的底子，但凡用到大量的附子、干姜，有的时候用龙骨、牡蛎收敛，“人之气欲脱，先脱于肝”，山萸肉味酸入肝经也能收敛，红色入心。李可的破格救心汤就是在白虎汤的基础上进行加减，治疗心脏病非常好的方子。麦冬、天冬甘淡渗利祛痰湿。

病例2：患者刘某，男，40岁。2019年1月5日初诊。

现病史：主诉干咳3个月。干咳无痰，咽痒，检查无异常，白天甚，下午甚，大便稀，小便可以，舌体大苔白有情绪纹，脉弦滑。

既往史：变异性哮喘。

处方：麦冬90g，天冬30g，地骨皮30g，桑白皮30g，葛根90g，桂枝20g，麻黄10g，炒杏仁10g，山药100g，荆芥10g，薄荷10g，茯苓50g，蝉蜕10g，苏叶10g，焦神曲30g，鸡内金10g。7剂。

二诊：2019年1月12日。患者干咳无痰减轻，咽痒，检查无异常，下午1点甚，大便稀，小便可以，舌体大苔白舌下痰瘀重，脉弦滑。

处方：麦冬120g，天冬30g，地骨皮30g，桑白皮30g，桂枝20g，麻黄30g，生石膏50g（包煎），炒杏仁30g，焦槟榔20g，山药100g，茯苓50g，苏叶20g，焦神曲30g，鸡内金10g，五味子30g，细辛30g，干姜10g。5剂。

三诊：2019年1月19日。患者服药后咳嗽消失，咽堵，大便稀，小便偶尔沫，舌体大苔白舌下痰瘀重，脉弦滑。

处方：麦冬120g，天冬30g，地骨皮30g，桑白皮30g，桂枝20g，半夏30g，厚朴30g，桔梗30g，焦槟榔20g，山药100g，茯苓50g，苏叶20g，焦神曲30g，鸡内金10g，五味子30g，细辛30g，干姜10g，桃仁20g。5剂。疏肝丸1袋。

四诊：2019年1月26日。患者服药后咳嗽消失，咽堵，大便稀，小便偶尔沫，有黄痰，舌体大苔白舌下痰瘀重，脉弦滑。

处方：疏肝丸1袋，浊毒清1袋，止咳丸5盒。

五诊：2019年2月2日。患者服药后咳嗽消失，咽堵，大便稀，小便偶尔沫，有黄痰，舌体大苔白舌下痰瘀重，脉弦滑。

处方：疏肝丸1袋，浊毒清1袋，止咳丸5盒。

咳喘常用经方总结

1. 寒饮郁肺：散寒宣肺，降逆化痰——射干麻黄汤。

2. 痰浊壅盛：宣壅导滞，利窍涤痰——皂荚丸。

3. 风热夹饮上逆：宣肺泄热，降逆平喘——越婢加白术汤。

4. 外感风寒，内郁化热：解表化饮，清热除烦——小青龙加石膏汤。

5. 肺胃津伤，肺气上逆：清养肺胃，降逆下气——麦门冬汤。

6. 饮邪上逆，胸阳痹阻：宣痹通阳，豁痰利气——瓜蒌薤白白酒汤。

7. 膈间支饮，虚实错杂：通阳利水，补虚清热——木防己汤。

8. 饮热郁肺，腹气不通：逐饮荡热，行气开郁——厚朴大黄汤。

9. 饮热肺壅，肺气郁闭：泻肺逐饮，开结平喘——葶苈大枣泻肺汤。

10. 阳虚寒饮内盛：通阳散寒，化饮止咳——桂苓五味甘草汤去桂加干姜、细辛。

11. 饮积胸胁，正气未复：攻逐水饮，补土制水——十枣汤。

12. 过敏性哮喘——苏叶，蝉蜕，浮萍，地龙。

咳喘中医适宜技术

一、针刺疗法

临床中大部分患者都有兼症，病情相对复杂，因此多用合方治疗。若患者情况比较单一，病情不严重，除了经方之外，针刺也是非常好的疗法。

我曾治疗一个哮喘患者，发病的时候诊室里人很多，患者又忘了带喷雾剂，我就让其他患者先等一会儿，给这位哮喘患者扎了针，很快症状缓解，出来后跟常人一样，可见针刺的效果是立竿见影的。

在众多经络腧穴中，五输穴是一类特殊的穴位，临床经常会用到，效果也很好。十二经脉分阴经和阳经，各自对应的五输穴不一样，记住以下规律：阴经五输穴，井、荥、输、经、合对应木、火、土、金、水；阳经五输穴，井、荥、输、经、合对应金、水、木、火、土。具体见表 1。

若患者昨天才患咳嗽，“初病多实”，治疗应先中府透云门平刺；又因为肺经属金，实则泻其子，子穴为水穴尺泽。若患者咳嗽 3 个多月没好，“久病多虚”，虚则补其母，母穴为土穴太渊。

表1　十二经脉五输穴与五行配属表

	五输穴				
六阴经	井（木）	荥（火）	输（土）	经（金）	合（水）
肺（金）	少商	鱼际	太渊	经渠	尺泽
肾（水）	涌泉	然谷	太溪	复溜	阴谷
肝（木）	大敦	行间	太冲	中封	曲泉
心（火）	少冲	少府	神门	灵道	少海
脾（土）	隐白	大都	太白	商丘	阴陵泉
心包（相火）	中冲	劳宫	大陵	间使	曲泽

六阳经	井（金）	荥（水）	输（木）	经（火）	合（土）
大肠（金）	商阳	二间	三间	阳溪	曲池
膀胱（水）	至阴	通谷	束骨	昆仑	委中
胆（木）	窍阴	侠溪	足临泣	阳辅	阳陵泉
小肠（火）	少泽	前谷	后溪	阳谷	小海
胃（土）	厉兑	内庭	陷谷	解溪	足三里
焦（相火）	关冲	液门	中渚	支沟	天井

因辨证、病程长短、虚实寒热不一样，“法无定法，方无定方”。感冒引起咳嗽若是实证，先刺尺泽；若兼有大便干，腑气不通，刺腑会中脘；肺与大肠相表里，大肠募穴是天枢；若有嗓子痒，刺天突穴，用1寸针先透到皮下再顺胸骨柄刺，把气压下去；若咳嗽胸闷，刺气会膻中，把气放下去；若咳嗽有痰，刺祛痰要穴丰隆；黄痰，胃

口不好，太冲、内庭选一个；气往上冲，部位是胸腔，脏腑属肺，“公孙内关胃心胸”。所以中医针法非常简单，但是一定要辨虚实。

1. 俞募治疗：中府、云门，膏肓、肺俞。

2. 会郄治疗：八脉交会穴、公孙、内关胃心胸，郄穴梁丘，气会膻中。

3. 五输穴治疗：“虚则补其母，实则泻其子”；“补井当补合，泻井当泻荥”。

4. 特殊用穴：咳嗽气喘，刺孔最。临床上刺太渊或列缺的时候，要把动脉拨开，用指尖压住，针顺着指尖旁边进。注意不要扎到动脉，直进直出，勿行提插捻转的操作。

小孩生病主要是脾胃病和肺系病，扎针前先开四缝，一定注意要用采血针或者注射针头。脾胃系疾病针灸加药，肺系病穴位贴敷和推拿。

二、小儿推拿疗法

1. 清肺经 100 ～ 200 次。

2. 揉掌小横纹 100 ～ 200 次。

3. 补脾经 100 ～ 200 次。

4. 揉肺俞 100 ～ 200 次。

5. 揉膻中 100 ～ 200 次。

每日推拿 1 ～ 2 次，3 ～ 5 日 1 疗程。

兼症：外感发热加清天河水，热重者推下六腑；外感风邪加开天门、推坎宫、揉太阳；汗闭不出揉外劳宫。以上各证均可配合使用捏脊法。

三、药物外治疗法

1. 穴位敷贴

药物组成：穴位敷贴一般不超过5味药。痰盛：白芥子、延胡索各10g，甘遂、细辛各5g；热痰：麻黄5g，炒杏仁10g，生石膏5g；寒痰：选用小青龙的麻黄5g、细辛5g、五味子5g，打粉贴敷。

一般情况下建议大家用生姜汁调药粉，也可用痹通药酒，因为酒本身是温热的，而且里面加了大量热性的药物，例如草乌、丁香等。因为现在人的通病是寒证居多，所以用温热药透皮的效果更好。

贴敷穴位：定喘穴，肺俞穴，膏肓穴，大椎穴，胸闷贴膻中穴。后背的穴位相对而言起疱等敏感度要差一点，而天突、膻中等穴位皮肤太嫩容易出水疱。

2. 肚脐贴

肚脐贴我在临床多选用枳实10g，厚朴10g，莱菔子5g或加焦神曲5g，依据肺与大肠相表里，不建议用大量的止咳嗽药，当腑气一通，排气后大便一通，上面咳嗽自然下去了。

注意：贴敷2～4小时在皮肤微红出小疱之前揭下，有的敏感的人半小时内就揭下，不必拘泥于时间，应灵活多变。

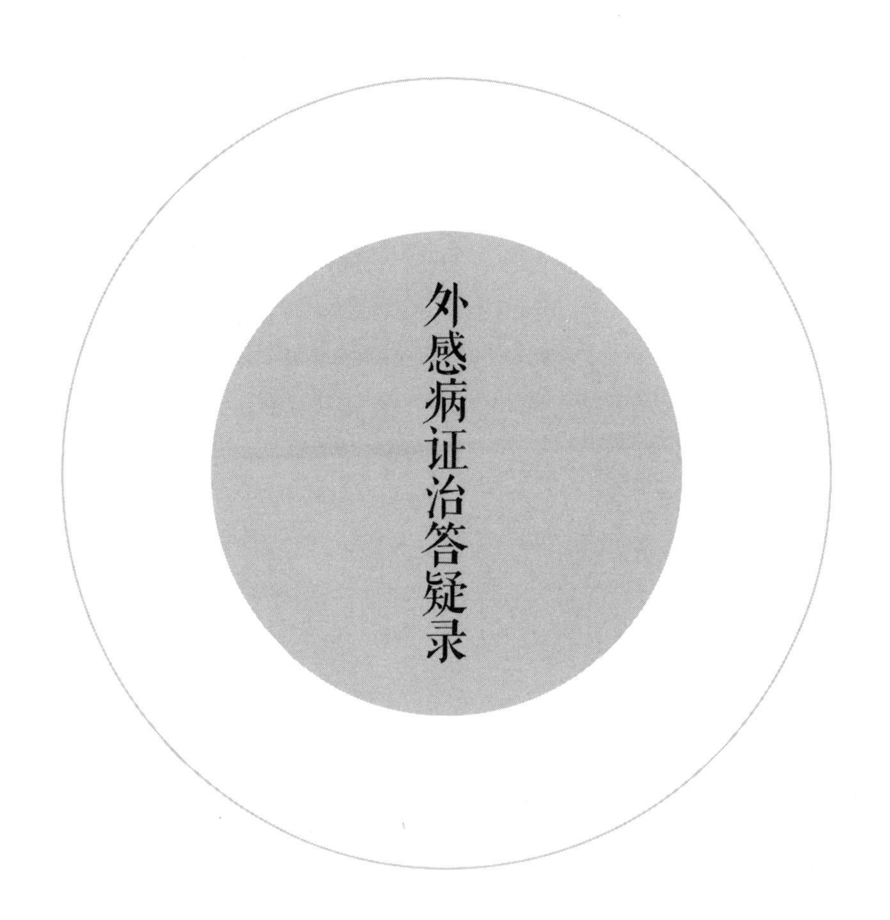
外感病证治答疑录

一、特殊病例：甘温除热法治疗发热

现在有的医生容易见到外感发热则见症治症，仔细辨证者较少。比如有的人见到发热了就用生石膏，见到有火就用寒凉的黄芩、黄连，这是不对的。

下面的例子就是见症治症的误诊乱象，前期这个学生自己开药，患儿用了5剂，效果不好，还是一直高热，最低38℃，遂找我来指导。我用六经辨证治疗外感发热病证，采用甘温除热法，1剂即令疾病痊愈。以下为指导全过程。

学生问：高老师，我昨天上午给一个发热的小患者开了个方子，一个13岁的小女孩，到现在还是发热，38.5～39℃，还拉肚子，头痛。昨天给她拿的中药配方颗粒，上午喝完药之后退烧了，但是到晚上又烧起来了，38℃。这个病例，我很是费解，我想请高老师给我指点一下。

患儿：女，13岁。

现病史：发热，腹泻，便溏，日3～4次，无臭味，小便少，头痛，纳差，无食欲。头痛，舌质红，苔白稍腻。（因为患儿没过来，所以无法采集脉象。）

处方：葛根30g，麻黄5g，杏仁10g，甘草5g，石膏30g（包煎），柴胡30g，黄芩10g，生姜10g。

临床疗效：患儿服药后，效果不好，上午退热后，傍晚又发热至38℃。

高老师答：不管西医诊断为什么病，中医都要用自己独特的诊疗思维来辨证论治，才能收到效如桴鼓的临床效果。针对发热这样的病症是临床最常见的，我们不能脱离《伤寒杂病论》中的六经辨证。患儿头疼身痛，无汗，用麻黄汤为底方；若是有汗，用桂枝汤为底方；若有腹泻，为太阳阳明合病，可以用葛根芩连汤加减。但是葛根芩连汤适用的腹泻为大便臭秽、肛门灼热等症状。若病邪到了太阴脾经也会腹泻但是是无味的稀便，就需用理中汤加减，加茯苓、附子、干姜、炙甘草等药物。

学生问：因为之前治疗发热应用生石膏都是一剂药即愈，但是这个患者有胃肠道反应，想到老师之前上课时好像说的胃肠型感冒应该用五苓散，但是给患儿用完药之后效果不佳，后来又改成葛根芩连汤还是不行，所以现在有点困惑。

高老师答：要具体问题具体分析，不能死搬硬套，临床患者是不会照着课本上的证型来发病的，故此中医的妙就在于“辨”，也可以理解为“变”，不能太死板！大便已经偏稀，在没有味的前提下，是内有寒湿下注于肠道，应从太阴脾这方面考虑，就不是太阳阳明的问题了，也可以应用“利小便以实大便”的治疗原则。所以从五苓散思路走，或者从理中汤的思路走。但是但凡出现太阳和阳明并病，或直中三阴时，这就可以理解为半表半里，病邪没有停留在表证，而是开始往里走了，应用柴胡剂。要先看一下她还有没有太阳病的症状，如头身痛、骨节痛、恶寒、脉浮等。若有当用则用，是不是应该用麻黄汤？再加上柴胡剂。

不能用生石膏，因为生石膏主要针对阳明经证，大热、大汗、大烦渴、脉洪大。如果你见到的患者出现高热、烦躁、口唇红、渴得厉害、舌质红等症状，这样的患者就是具备阳明经证的症状，应用白虎汤治疗，生石膏用到90g都没有问题。而你这个患者呢，因为她已经出现腹泻了，不在阳明胃肠，而是在太阴脾，病位辨证不准确，用大量生石膏取白虎之意错误；大便稀没味又是寒证，而生石膏性寒凉，应当用热药来治疗啊，又犯了寒热辨证不准确的错误，故此病不但不会好，还容易引邪深入。

根据你给的这些患儿的信息，通过辨证，先用麻黄汤合小柴胡为底方，再加一些茯苓、白术，少来点炮附子5g即可，再加一点儿消食化滞的药，如神曲、炒麦芽等。

因为患者为孩子，你要考虑中医小儿生理特点的知识点，小儿感冒容易造成三个兼证：夹滞，夹惊，夹痰。夹滞就是积滞，所以你要考虑积滞这一方面的治疗用药；如果患儿夹惊，往往会表现为高热、神昏谵语、抽搐等病症，所以你也要考虑这一方面的问题，防止病情向高热惊厥发展；如果患儿夹痰，就会有咳嗽、咯痰等症状，我们可以走宣肺化痰止咳的治疗方向，因为脾为生痰之源，根上就是健脾的善后。给你分析完之后，你再重新组个方子。

在临床中，我一般对于慢性病后期健脾的调理会用到颗粒制剂，其他情况下我一般不用颗粒制剂。但是你要用颗粒制剂的话也未尝不可，可以把中药颗粒配好后，让患者在火上煮一下，这就相当于中医的煮散剂。

记住中医不是为了退热而退热的，要辨准证用对方，热自然就退下来了。你大量应用寒凉的生石膏，你觉得用生石膏就能退热，可是这样会造成什么弊端呢？这样你会造成患儿体内寒邪的蓄积，损伤脾阳。因为你给我的信息太少了，我只能给你这样的治疗思路，你本着这样的原则，重新开个方子，效果肯定好。

学生问： 好的，高老师，这是我重新开的方子，您看这样可以吗？

处方：麻黄10g，杏仁10g，生甘草5g，柴胡45g，半夏10g，黄芩10g，生姜10g，茯苓20g，苍术10g，葛根20g，黄连10g，黑顺片 5g（先煎），党参 10g。

高老师答：如果患儿的大便是酸臭的，属于湿热证，采用葛根芩连汤，但是患儿是寒湿证，此时应用葛根芩连汤是不合适的。我说过一定要辨寒热、辨阴阳。你想用麻黄汤为底方，但没添加桂枝，"麻黄汤中用桂枝，杏仁甘草四般施"，如果缺了桂枝，就不能够达到宣透的作用。

学生问：好的，明白了高老师，患儿大便不臭，我稍微调整了下方子，您看这个方子可以了吗？

处方：麻黄 10g，杏仁 10g，炙甘草 5g，柴胡 30g，半夏 10g，黄芩 10g，生姜 10g，茯苓 20g，苍术 10g，桂枝 10g，焦神曲 10g，黑顺片 5g，党参 10g，1 剂。

高老师答：可以，用用吧，如果这期间高热来不急喝汤药，记住可以用生姜水冲服四袋小柴胡颗粒喝。

第二天学生反馈：高老师，昨天您指导我用药的那个发热的患者，现在痊愈了，不烧了，腹泻也好了，胃口也起来了。这是我第一次在发热病证中用附子理中等热性药。太不可思议了！中医太神奇了，中医的疗效在于辨证啊！非常非常感谢高老师，让我学会了甘温除热法！

高老师：大家看见了吧，这才是真正的中医的真谛，辨准证，用对药，临床就会收到立竿见影的效果，这就是中医治疗上的效如桴鼓。我临床中治疗小儿的外感发热、咳喘等病症，保守地说都没有超过 3 剂药的，大多都是一剂愈，就是源于辨证应用经方。看看我们中医有多快！

有一点要提示大家，以后遇到外感发热的患者，尤其是孩子，千万要慎用抗生素和激素，我不是说不让用，千万要慎用，用中医的思维来看待这些西药都是非常寒凉的。大家看看但凡经过输液治疗的和吃抗生素的患儿，就算他的病暂时被压下去了，但是他至少有一周是不想吃饭的，这是因为损伤脾阳了。甚则患儿的免疫功能下降，后期会造成反复的上呼吸道感染，反复咳嗽、发热、喘等病症。我的观点是中医的免疫系统多归属于脾胃！所以外感发热要慎用抗生素和激素。

二、扁桃体反复发炎，要不要切

在临床中，小儿化脓性扁桃体炎是很常见的一个疾病，但是治疗不当会导致疾病反复发作，有可能导致扁桃体肥大，影响呼吸，这时候西医会建议手术切除扁桃体。许多家长有疑惑，扁桃体到底是切除好还是不切除好呢?

我的一个学生也有这样的疑惑，遂来找我解惑。他在工作过程中遇到一个反复化脓性扁桃体炎的患者，采用输液的方式进行治疗，结果发现孩子虽然暂时是没有症状了，但是扁桃体发炎的频率越来越高，并且已形成规律，大概都是从每年的 12 月发病到来年春天，反反复复。发病时主要症状为高热、嗓子痛得像火烧一样，而且两侧扁桃体肥大，按西医的思维应该切除扁桃体，但是这样做会有什么弊端吗?

基于这一问题，我先给大家介绍下扁桃体发炎是怎么回事，扁桃体切了会有什么样的弊端，不切又会有什么样的好处，以及中西医大体的治疗方向。了解了这些问题，再决定要不要做手术。

（一）小儿扁桃体炎是怎么回事

就小儿扁桃体炎这个问题，我从下面几个方面给大家解释。

1. 从小儿生理特点上讲

小儿有独特的生理特点，即脏腑娇嫩，形气未充。它主要体现在“三不足，二有余”上，即肺、脾、肾常不足，心、肝有余。因此小儿容易患肺、脾、肾三脏的疾病。肺系疾病，如咳嗽、感冒等病症；脾系疾病，如积食、厌食等病症；肾系疾病，如遗尿等病症。从心、肝两脏上来讲，因为心、肝两脏有余，所以小儿容易患有脾气急躁、性子非常急甚则多动等病症。只要不是情况特别危重，偶尔患感冒，这都是正常的，通常1剂药即可治愈。但是，若反复发作，提示病邪已经伤到小儿脏腑，造成机体正气虚弱，卫外不固，所以疾病稍愈又作，就需要在发病时急则治其标，但是更应注意的是缓则治其本！

2. 从病因病机上讲

《素问·阴阳应象大论》中说:“冬伤于寒，春必病温。”冬天本身是寒冷的，这个寒对大家都是一样的，然而为什么小儿易发病呢？这与小儿的特性有关。成人也会受此影响，只是相对而言，小儿更加突出一些。冬春为流感高发季，假设今年没有发生新型冠状病毒肺炎，有些人也会在春天患感冒、发热、咳嗽等病症。现在过了惊蛰这个节气，“惊蛰过，暖和和，蛤蟆老角唱山歌”意味着世间万物开始复苏，病毒细菌也开始苏醒，会肆意地兴风作浪，侵犯人体，再加上人们自身保护不到位，正气不足就会发病。

小儿活泼好动，来回跑跳，这时孩子容易出汗，用中医的理论讲，这时腠理是张开的（腠理就是汗孔）。孩子在运动时汗出，汗孔张开，病邪容易侵袭机体，但是因为体内正气即抗病能力的存在，这时候病邪只是潜伏到身体中，并没有发病。但当遇到一些诱因时，例如饮食不节、情志不畅，或者受风着凉，此时潜伏在人体当中的邪气就会致人发病。有时也可能是由于与机体共生的正常菌群导致的。在正气足时，它是正常的菌群，与人共生，彼此互不干扰；但当正气弱时，这个正常菌群就会大量繁殖变成致病菌，疾病就产生了。

可见调理身体，保持身体健康是非常重要的，这是治病的根本。不能身体一有点儿什么不适就输液，比如高热这个症状，只是对症治疗，它的弊端是容易引邪入里，使寒邪入内，损伤脾胃。

3. 从症状上讲

高热，嗓子里化脓有痰，痛得像火灼一样，这是一派火热之象。当火热向上熏蒸时，就会出现高热、咽痛等症状。正常情况下，生理之火应该是在下腹部关元这个位置，元气被关在这个部位，所以健康的人这个部位是热的。可是为什么这个火往上走了呢？这是因为不恰当地应用了一些寒凉的药物或食物，例如生石膏、黄连等清热之品，或者经常输液，因为输进去的液体及抗生素也都是寒凉之品，或者吃寒凉的食物等。

在临床中会发现，输液只是暂时把上面的火给压下去了，可是它会损伤孩子的脾胃，表现为舌苔发白变厚、食欲不振等。而且输完液以后，患儿至少会有三到五天的时间不想吃饭，这提示已经损伤到脾胃了。脾胃为气血生化之源、后天之本，为机体免疫提供物质基础，也就是中医所讲的“正气”。

所以输液的弊端，第一点是损伤脾胃，使人体正气虚弱，孩子会越来越容易生病；第二点是它虽然将火扑灭了，但是却将寒引入体内了，这会导致机体下面越来越寒，尤其是女孩子，男孩子相对来说好一点，因为男子本身属阳，火比较盛。中医讲“有一分阳气，便有一分生机”。若把阳都扑灭了，孩子的体质会越来越差，就会导致本病反复发作。所以在临床中会发现很多成年人是上热下寒的证候，出现寒热割据的状态，这就是过用寒凉的弊端，所以中医不建议什么疾病都用输液来治疗。

（二）是否应该切除扁桃体

关于反复化脓性扁桃体炎，有些西医可能认为手术切除扁桃体效果好，这样可以做到一劳永逸，但是我认为应该分两种情况。

第一种情况，如果说反复扁桃体炎导致扁桃体肥大，已经影响了呼吸、饮食、生命等情况，或者说已经严重影响了患者的生活质量了，这时候应切除扁桃体。

第二种情况，只要生命不受威胁，不建议盲目做手术。《黄帝内经》中提出“风邪上受，首先犯肺”，因为喉为肺之门户，所以它首先会侵犯咽喉部。两个扁桃体，在咽部就如同哨兵似的，为人体报警。扁桃体和人的肾是相呼应的，取象比类，故有“上边扁桃体，下边肾脏”的说法。在临床中，若切掉扁桃体之后，就像你把门打开了，呈欢迎病邪进入的状态，病邪会直中入里，最容易波及肾，增加患肾炎的概率。所以做扁桃体切除手术的决定要慎之又慎。

中医对小儿扁桃体炎的治疗是标本兼治，既要消除外在症状，又要增强机体抵御外邪的能力，也就是增强正气，来避免疾病反复发作。正所谓“正气存内，邪不可干”。

（三）切除扁桃体的危害

下面以我的一个病例，给大家讲切除扁桃体的危害性。我曾经治疗一个邯郸的患者，家里比较富裕，患者的爷爷就觉得为了孩子的健康，不惜付出任何代价。患儿前期也是反复患扁桃体炎，然后听从某些“权威专家”建议，就把扁桃体切除了。切除之后咽部症状是解决了，看起来孩子好像是好一些了，可是他会隔三差五地患泌尿系疾病。

由于患者的爷爷不懂得如何正确养生，经常给孩子买饮料喝。爷爷认为碳酸饮料对人体有害，所以他特意买带果粒的饮料，但是殊不知经常喝这种带有添加剂的饮料，会对人体产生很大的危害。通俗地讲就相当于我们煮水一样，煮完后会有矿物质沉淀在壶底，形成水垢，在人体就相当于毒素，机体想要把这些毒素排出去，就要借助于肾脏来排泄，可慢慢地毒素将出口堵住时，随着时间的推移，它就会在人体堆积得越来越多，最后会发展成尿毒症。这就是不要盲目做扁桃体切除术的原因。

（四）小儿之火的来源及处理方法

第一个是积而化火。由积滞引起来的，积而化火，它来源于胃肠道。所以平时一定要注意保持大便的通畅，但凡出现舌头上有红点，觉得孩子嘴里有味儿，大便开始干等症状都是说明有积滞了。此时应该让孩子少吃点，中医认为“损谷自愈”，不行再找中医调理脾胃，再不行用消食导滞法来避免积滞的产生，这就是中医治疗积滞的“损之、调之、导之”的治疗原则。

第二个是来源于小儿的心、肝之火，这是七情化火。因为小儿脏腑生理特点为心、肝有余，外在表现为孩子脾气性格特别急躁，针对这种情况，一定要善于引导，让他参加一些课外活动，如写毛笔字或画画等，修身养性，训练专注力。

所以大家在明白了扁桃体发炎是怎么回事，扁桃体切了会有什么样的弊端，不切又会有什么样的好处这些问题之后，就知道扁桃体要不要选择切除了。若想根治此病，也要遵循“三分治七分养”的原则，“养”是要从衣食住行等生活方面调养，不改变孩子不健康的生活方式的话，孩子就不会有健康的身体。中医在对小儿的调养这方面也是非常擅长的。

小贴士：在临床中，如果遇到急性的扁桃体肿大，肿得很厉害、嗓子痛、发红的患者，我们可以采取针刺少商、商阳等穴位以及扁桃体上直接放血等疗法，使得“热随血泄”。这些都是行之有效的办法，效果立竿见影。

三、频繁输液对人体健康的影响

中国过度治疗的现象很严重，其中就包括滥用抗生素和过度输液。世界卫生组织的用药原则之一是“能吃药不打针，能打针不输液”。但是这一原则早就在中国被突破，人们最常见的治疗方式之一，就是输液和滥用抗生素。频繁输液不利于人们的身体健康，有一定的弊端。

我认为，我们体内“有一分阳气，便有一分生机”，可是输液造成的弊端，就是使大量的寒凉液体由外进到我们体内了，所以在临床上，输完液的患者首先的一个症状就是开始不想吃饭，至少有一周是不想吃饭的，这是因为损伤了中焦的脾阳，所以舌苔白腻，不想吃饭。甚则肢体困重，还有的老人会出现手脚肿胀，这是由于脾主四肢肌肉，脾湿太重所致。

输液不仅会损伤我们的机体，它还会对病情的发展有一定的影响。因为六淫之邪侵入人体致病会有转化性，有时会化热，此时不管是风寒还是风热引起的化热，如果输入寒凉液体的话，就会造成寒包火的状态。所以体内就会出现一个变证，使疾病更加难治。

在了解频繁输液对我们身体健康造成的不利影响之后，希望大家不要再盲目输液。

四、小儿发热为什么有时退热无效

小儿发热为什么有时退热无效呢？我们应该注意的一点就是小孩的积滞积而化热了，我们要根据引起发热的原因来解决，不能见热退热，遇到小儿积滞发热时单纯退热是不可行的，我们应采用“釜底抽薪”的方法来解决！记住我跟大家说的治疗小儿积热的原则——损谷自愈，损之不减的话就要调之，调之不愈的话就要导之，这就是积滞的治疗顺序。

小儿积热的治疗原则及顺序：

1. 损谷自愈。损谷，指的是减少食物的用量，就是饿他两天，这是我们放在首位的一个原则。

2. 损之不减的话就要调之。如果减少食物的用量还是不行的话，我们应该调之，调的是他的脾胃，在这我用到了一个非常好用的中成药是四味脾胃舒。胃为水谷之海，针对食物造成的这种病变就是胃肠道的问题，从调理脾胃着手。

3. 调之不愈的话就要导之。光调理脾胃还不行，最后还得消食导滞。

这就是治疗小儿积热的原则及顺序。而现在大家都是治反了，这样会导致孩子的脾胃会越来越差。为什么会越来越差？我们要知其然还要知其所以然，这是用进废退的机理。脾胃是后天之本，气血生化之源，如果一上来就消食导滞，这样孩子的脾胃就不工作了，脾升胃降，脾主运化、胃主受纳腐熟罢工了，用药物来帮助消食，身体的功能慢慢地就会用进废退，所以脾胃的功能会越来越差。

我们掌握了这个小儿积热的治疗原则及治疗顺序之后，就能很好地解决小儿积滞发热的问题了。

五、葛根汤古方活用治面瘫

葛根汤不单纯治疗外感发热，它在临床中的一个特殊治疗就是面瘫。面瘫往往都是汗出受风，天气特别热，开着窗户一吹风，汗出以后经络的气血亏虚了，风邪入经络后就引起了面瘫。

病例 1：这是我的一个学生（灵寿的李喜忠大夫）在我的指导下治疗的一个面瘫的病例。

患者，任某，女，58 岁。2017 年 4 月 15 日初诊。

主诉：右侧面瘫 3 天，伴有耳后痛 1 天。

现病史：患者 3 天前因在村外洗衣服受凉后出现右眼闭合不全，吃饭时右口角流饭汤，右耳后疼痛，大便可，夜尿多，平时汗出少，舌暗红苔白腻，脉浮滑。

处方：葛根 90 ～ 120g，生麻黄 10 ～ 20g，桂枝 40g，白芍 40g，炙甘草 30g，柴胡 60g，生半夏 40g，炮附子 50 ～ 90g（先煎），川牛膝 30g，生黄芪 50 ～ 120g，防风 30g，鸡血藤 10g，生白术 30g，苍术 50g，僵蚕 10g，蜈蚣 2 条。生姜 30 ～ 45g，大枣 12 枚。

治疗过程：患侧艾灸；先针健侧，7 天后针患侧；后背、颈部刮痧，点刺拔罐。患者第 6 天面部症状明显改善，喝药后有微微出汗，耳后无疼痛，继服上方，共服上方 12 剂，结合针刺、艾灸及后背颈部刮痧拔罐，痊愈。

医嘱：①禁甜凉、辛辣、油腻食物，心态平和，适度运动，适寒温，慎起居。②僵蚕、蜈蚣打碎冲服。

辨证思路：面瘫为体内有热，汗出伤津，外又受风所致，患者58岁，气血不足，用葛根、麻黄。耳朵属于少阳经，耳后疼痛为少阳虚火上炎，故合小柴胡汤加减。

治疗面瘫的患者，针刺的时候是先针健侧再针患侧，不是病变部位在哪就刺哪。病变部位的经络已经亏虚了，才会外受寒邪侵袭，虚了之后刺病变部位的话会更虚，“实则针之”“虚则灸之”，一定要注意这个原则。我的建议是一定要用微针，粗针我都不用，有的用到粗针扎完之后当时好了但容易复发，再复发几次之后就治不了了，这完全是损伤性的治疗。而微针还需要隔日进行，以免扎针的时候伤其气。所以针刺的时候为什么先要切一切，一切就把患者阳气给散开了，散开了之后就不伤气了。在临床中如果不明白其中的机理就会给患者造成损伤。

病例2：2017年11月3日，学生看到第一个在我的指导下治疗得这么快，有信心了，就照猫画虎照着第一个治，大家看到了在三诊之前他用的是葛根汤为主方，可是治疗下来疗效很差，后来就把患者带到我那去了，患者一边是瘫一边是痉挛，我给他指导换了方向，方子是他回去开的，治疗是学生做的，到18日就痊愈了。

患者，邢某，女，53岁。2017年11月3日初诊。

现病史：主因早晨起床后右侧偏瘫，于2天前因洗头后，出现感冒，发热，头痛，怕冷，无汗，在本村卫生院治疗无效，今日早晨起床后发现右眼闭合不上，右口角流口水，身疲乏力，饮食不佳，心情郁闷，时有叹息，时有恶心，大便干，日一次，舌暗苔白腻，有情绪纹，脉浮数。

处方：葛根90g，生麻黄20g，桂枝30g，白芍30g，炙甘草20g，柴胡60g，黄芩20g，生半夏40g，炮附子50g（先煎），川牛膝30g，生黄芪40g，防风30g，鸡血藤60g，生白术60g，僵蚕10g，全蝎10g，蜈蚣2条，白芷20g，神曲20g，炒麦芽20g，生姜30～45g，大枣12枚。

3剂，水煎服，日1剂。

治疗：结合艾灸患侧，针健侧，后背刮痧，点刺出血拔罐。

二诊：2017年11月6日。患者还有低热、头痛，面部症状无明显改善，继服中药。

处方：葛根120g，生麻黄40g，桂枝40g，白芍30g，炙甘草20g，柴胡80g，黄芩20g，荆芥30g，防风30g，生白术30g，蝉蜕10g，僵蚕10g，全蝎10g，蜈蚣2条，白芷30g，神曲20g，炒麦芽20g，焦山楂20g，桃仁20g，红花20g，当归20g，川芎30g，生姜30～45g，大枣6枚。

3剂，水煎服，日1剂。

治疗：结合艾灸患侧，针健侧，后背刮痧，点刺出血拔罐。

三诊：2017年11月10日。患者还有低热，头痛，恶心，面部症状无明显改善，左侧面部抽动。在高老师指导之下，用葛根汤加减。

处方：柴胡80g，生半夏40g，黄芩20g，生石膏70g（包煎），川芎60g，白芷40g，黄芪10g，葛根120g，羌活30g，防风40g，竹茹10g，莱菔子30g，代赭石50g，茯苓50g，炙甘草10g，山楂20g，白芍50g，当归20g，生麻黄10g，麦芽20g，焦神曲20g，生姜 30 ～ 45g，大枣 6 枚。

5 剂，水煎服，日一剂，分早晚服。

四诊：2017 年 11 月 13 日。

患者症状明显好转，继服上方 3 副。结合针刺加患侧，闪罐。

五诊：2017 年 11 月 15 日。患者面部无明显不适，又服上方 3 副。

六诊：2017 年 11 月 18 日。患者无头痛、发热、恶心，无口眼歪斜，左侧面部无抽动，大便日一次，饮食佳，心情好转，精神可，脉弦细，舌暗苔薄白，又服中药 3 副，临床治愈。

处方：党参 30g，白术 30g，干姜 20g，炙甘草 10g，茯苓 40g，川芎 60g，柴胡 60g，黄芩 20g，白芷 20g，藁本 10g，葛根 20g，羌活 30g，防风 40g，白芍 50g，桂枝 10g，陈皮 20g，生半夏 30g，麻黄 10g，神曲 20g，炒麦芽 20g。

医嘱：①禁甜凉、辛辣、油腻食物，心态平和，适度运动，适寒温，慎起居。②僵蚕、蜈蚣打碎冲服。

辨证思路：患者 53 岁，面瘫，半张脸面瘫半张脸痉挛，曾有面瘫史，留有后遗症面部痉挛，辨证上就不单纯的是汗出受风那么简单了。主要就是经络气血亏虚，又感受外邪，“邪之所凑，其气必虚”，所以应用四物汤来调理经络血虚的病理状态，半边脸痉挛又是生风的表现，“诸风掉眩皆属于肝”，用柴胡剂加减；有面瘫病史，久病入络就需应用虫类药物来搜风通络，故此可解。在治疗上本着“虚则灸之，实则针之”的原则，一边艾灸一边刮痧补泄结合，同时治疗，针药结合相得益彰，所以同是面瘫，证型不同治疗各异，只要辨证准确，用药得当，不管多少年的顽疾也都会迎刃而解。

六、巧用白虎汤，多年口渴顽疾得解

患者，关某，女，64 岁。2017 年 3 月 22 日初诊。

主诉：口渴 17 年。

现病史：口干渴，喜热饮，口苦，眩晕，前额甚，语声高亢，口中异味，大便干 2 ～ 3 天一行，胃脘不适，偶尔心悸，小便黄，难以入睡，夜尿多，舌暗红苔白腻，脉沉弦缓。

既往史：高血压。

处方：西洋参 20g，柴胡 60g，黄芩 40g，生半夏 30g，生石膏 120g（包煎），知母 90g，干姜 30g，枳实 30g，莱菔子 30g，酒大黄 30g，生甘草 20g，茯苓 50g，炮附子 50g（先煎），生龙骨 30g，生牡蛎 30g，磁石 30g。

二诊：2017 年 3 月 22 日。患者口干渴明显减轻，喜热饮，口苦，大便可，小便黄，夜尿多从 5 ～ 6 次转为 2 ～ 3 次，舌暗红苔薄，脉沉缓。

处方：西洋参 20g，柴胡 90g，黄芩 40g，生半夏 20g，生石膏 150g（包煎），知母 110g，干姜 30g，枳实 30g，炙甘草 20g，茯苓 50g，炮附子 70g（先煎），生龙骨 30g，生牡蛎 30g，天花粉 20g，白茅根 30g，芦根 20g，生白术 30g，川牛膝 20g。

三诊：2017 年 3 月 29 日。患者口干渴明显减轻，口苦，大便可，小便黄，夜尿 3 次，舌暗红苔薄，脉沉缓。

处方：西洋参 20g，天冬 30g，麦冬 30g，生石膏 100g（包煎），知母 110g，干姜 30g，枳实 30g，甘草 20g，茯苓 50g，生牡蛎 60g，天花粉 40g，芦根 20g，生白术 30g，川牛膝 20g，生地黄 90g，茵陈 20g，桃仁 20g。

四诊：2017 年 4 月 5 日。患者口不渴，晨起口干，口苦，大便稀，小便黄，夜尿3次，舌暗红苔薄腻，脉沉缓。

处方：西洋参20g，天冬30g，麦冬30g，知母70g，干姜30g，枳实30g，炙甘草20g，茯苓50g，天花粉40g，生白术30g，川牛膝20g，炮附子30g（先煎），升麻10g，葛根60g，茵陈20g，桃仁20g。

2剂，研粉冲服，每次10g，每天3次。

五诊：2017年4月19日。患者口不渴，晨起口干，口不苦，夜尿3次，舌暗红苔根薄腻，脉沉缓有力。

处方：西洋参30g，麦冬30g，知母90g，干姜30g，枳实30g，炙甘草20g，茯苓30g，天花粉30g，生白术60g，川牛膝20g，炮附子50g（先煎），升麻10g，葛根70g，桃仁20g，生山药60g，山萸肉30g。

2剂，中药研粉冲服，每次10g，每天3次。

六诊：2017年10月19日。家属代拿药，诉患者口不渴，晨起口干，口不苦，夜尿3次，大便干、球状，舌暗红苔根薄腻，脉沉缓有力。

处方：西洋参20g，麦冬30g，知母90g，干姜30g，枳实30g，炙甘草20g，茯苓30g，天花粉50g，生白术60g，川牛膝20g，炮附子60g（先煎），升麻10g，葛根90g，桃仁20g，生山药60g，山萸肉30g，火麻仁20g，郁李仁20g。

3剂，中药研粉冲服，每次10g，每天3次。

医嘱：①禁甜凉、辛辣、油腻食物，心态平和，适度运动，适寒温，慎起居。②附子应先煎。煎煮方法：在冷水中浸泡30分钟，然后大火烧开后转小火煮1小时。之后将药汁和其他药混合，再用大火烧开，转小火煮1小时，煎煮完成。③方中所用的半夏是生半夏，所以要加等量生姜来制约。

辨证思路：口干渴，喜热饮，眩晕前额甚，前额甚这是阳明经病变，正所谓经络所过，主治所及，所以一定要注意经络的循行路线，在临床诊治疾病中起到重要作用。前额眉棱骨闷闷的这是阳明不降，伴有大便干2～3天一行，小便黄，单纯的大便干2～3天一行这说明是肠道发生瘀堵，小便黄就是热，所以热者寒之，阳明经证、腑证同治。

阳明经热用白虎汤，大家看到生石膏的用量是120～150g，后来减量是因为她在二诊的时候已经好了七八成了，随着病情的变化用药剂量也需调整，一定不要有“效不更方”的固有观念！阳明腑证用承气类，总共4次，口不干、不渴了。

我为什么用到附子呢？可以从夜尿3～4次中思考，附子起温肾阳的作用。应用取象比类的中医思维，可以想象蒸馒头的场景，下边是熊熊的火苗，中间有一口锅，锅里边有水，上边蒸馒头，再盖上锅盖，下面的火必须得旺才能将水变成水蒸气，馒头才能熟。上边干，没有水蒸气，水蒸气都是弥漫的形式，在火旺的时候能把水变成水蒸气布散开来，所以口就不干了。如果只滋阴是不行的，水是布散不开的，所以在这加了附子。既要增加津液，又要把下边的火暖起来，这样全身的水液才会以水蒸气的形式布散到全身各个地方去。可见学中医要懂得生活，感悟得就透，有一定的阅历才会对中医悟得深，中医的科学性就在于它来源于生活又应用于生活。

前额眉棱骨感觉闷闷的，这是阳明不降，伴有大便干2～3天一行，小便黄，单纯的大便干2～3天一行说明是肠道发生瘀堵，那么如何分辨寒和热呢？这时应看小便，小便清长就是寒，小便黄就是热。若是寒证，应用“寒者热之”的治疗原则，方用大黄附子汤，大黄是祛实，附子是温里，严重时甚则会用到巴豆，有人说巴豆是毒药，但在治疗寒积便秘时，巴豆就是良药，所以说辨证一定要准确。

七、如何才能达到中医效如桴鼓的临床疗效

学生问： 高老师，您有很多一剂知及一剂愈的临床神效病例，可是我们在临床中，往往只用中医药时，临床效果不显著，所以中药西药一起用我们才不担心，也知道这样不对，中西医不是这样结合的，慢慢地对中医的信心也就丢失了，如何才能达到这种效如桴鼓的水平，建立中医的信心呢？

高老师答： 中医效如桴鼓的临床疗效不是一蹴而就的。我最初刚到临床的时候也不是都能达到很好的疗效的，这需要一个过程。在中医的探索之路上谁都不是一帆风顺的，我自己也是一步步苦苦摸索着走过来的，随着疗效的提高从而逐步建立了中医人的信心。我的中医成长过程大体可以分为三个阶段。

1.“偷”秘方阶段

刚出校门的学生带着对中医的热忱，多方面临床跟师学习。只要听说哪位老师治疗什么病症特别好，我就会想尽一切办法跟师抄方学习、研究方药的组成，总结老师的临证思路，空闲之余则到药房学习司药，逐步搜集了很多效方。可是在应用到临床的过程中，出现了另外的困惑，这就是第二阶段——临床迷茫阶段。

2. 临床迷茫阶段

在跟师及临证的过程当中，我发现某一个特定方在治疗某种疾

病时并不是疗效都那么好，会出现这样那样的问题。比如说慢性萎缩性胃炎，用特定的效方能达到30%～60%的治愈率就很不错了，当然也都进行了三分治七分养的统一规划，从而对中医能否达到“效如桴鼓”的临床疗效产生怀疑。如有的同学说，刚出校门在临证的过程中，最初诊治某病时也会用辨证处方，可是疗效并不显著，故此我们就加些相对应的西药治疗，日积月累就会发现，如果我脱离了西药的协同作用，治疗某些病症心里就会没底，不知道它的效果会怎么样，慢慢就把中医药丢掉了，从而走上了西医之路。为什么会出现这种现象呢？就是我们缺乏中医诊治疾病的辨证思维！

3. 回归经方阶段

我们在临床解决患者疾苦的时候，要脱离西医病名的局限，甚则要脱离中医病名的限制，采用四诊合参的诊疗模式进行辨证，理出患者病机发展过程中的主线，明确判定疾病的发展过程，解决主要矛盾。中医的基本特点就是“辨证论治”和“整体观念”。中西医诊治疾病采用的是不同的思维方式！正如某些中医大家说的只有达到一定的中医水平，才会发现中医真的是“法无定法，方无定方”，它的奥妙就在于变，证变了法亦随之变化，方药自然不会固定，最后形成理－法－方－药的有机结合。不能一味追求什么病用什么方，应当回归经典，找到最佳治疗途径，中医四大经典是我们临证的宝典，蕴含着无穷的宝藏，揭示着疾病诊治的规律，这就是中国文化中所述：智者求同，愚者查异。不论是什么病，经典中都会给我们提供很好的治疗方向，这就是中医经典的魅力所在，所以一定要“读经典，做临床”！

一句话总结：做一辈子临床，需读一辈子经典。

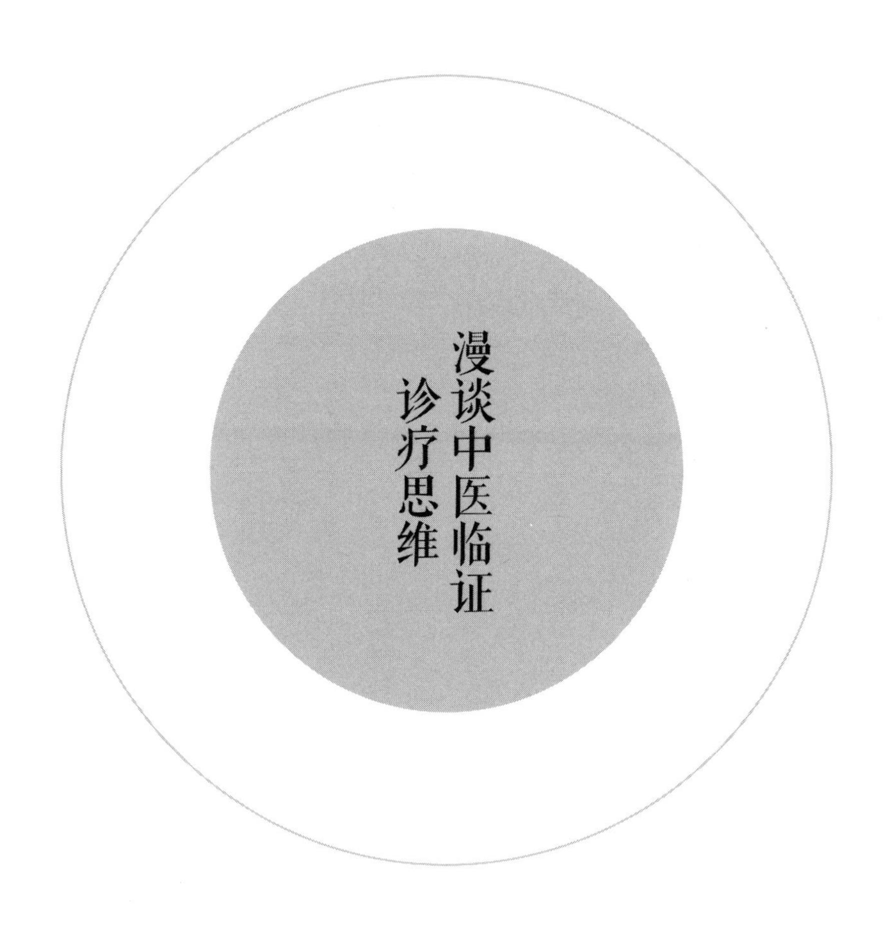

漫谈中医临证诊疗思维

在临床中，诊疗思维很重要，不能说西医什么样的病，就用中医什么样的方子来治疗，这样是完全行不通的。我们头脑里始终要坚持整体观念和辨证论治的原则。中医要靠真功夫，如果说武学当中功夫是王道，那么在医学中什么是真知呢？那就是疗效！在治疗疾病时，不管采用中医还是西医的方法，只要不违背我们中医人的健康的观念，而且能取得良好的治疗效果，都可以采用，我的观点为“中医为体，西医为用”，西医的诊断可以作为我们四诊的延伸，西医的治疗可以作为中医诊治疾病动态进程中某一方面治疗的加强，但必须在中医的整体把控下才能还患者以健康。

在临床中，很多人认为中医四诊缺乏数据量化指标，在西医的诊断标准影响下，一些中医人慢慢失去中医的辨证思维，疗效不佳而逐步缺乏自信心，形成西医依赖症。要想克服这种西医依赖症，就必须有中医人自己独特的诊疗思路，我将其形象地称为“过五关斩六将”：第一关为辨证关，第二关为用药关，第三关为剂量关，第四关煎煮关，第五关为服药关。层层关卡为我们中医人把关，疗效的凸显会坚定我们对中医科学性的信心。

在临床中现代医学治疗疾病的一个个弊端如春笋般涌现，我们发现在抗生素、激素、手术刀这西医三板斧的治疗下，并非所有疾病都有效，并且出现了相应的弊端。而中医不只有自己独特的诊疗思路，而且治疗手段多样，如中药和针灸、推拿等各种适宜技术相结合，相辅相成，从不同的方面形成整体的治疗方案，能还患者一个真正意义上的健康。

例如：胆结石病例。

我治疗一个患有胆囊炎的老太太，每年至少清 3 次胆囊结石，家人想让她用中医治疗，她就是不同意，嫌中药苦，饮食上又非常喜欢吃肥甘厚腻之品，一次次的对症治疗清结石根本解决不了问题，换来的是结石的一次次堆积产生，最后不得已只能接受西医手术切除胆囊，并最终走上肝硬化之路。

中医观点胆汁是由肝之余气所化生，胆囊是储存和排泄胆汁的器官，胆囊切除之后，胆汁仍然正常分泌，于是胆汁就淤积到了肝，导致肝结石的肝实证。中医治疗胆结石的原则是疏肝理气开郁，去实通里攻下为主，另外针刺还可以具有解痉止痛，利胆排湿，止痛的效果，我们应根据患者的具体情况，来进行治疗。所以西医有时候是控制疾病，而不是治疗疾病。再例如西医治疗高血压使用降压药，若一种降压药不能很好地控制血压，就要两种三种降压药联合应用，最后几种降压药都解决不了了再加增敏剂，就算是血压的指标控制到一定程度，但是高血压性心脏病等会应运而生，健康更加没有保证。在我的观点中就没有高血压这个病，收缩压高多和心脏有关，舒张压高多和肾脏相关，当然受环境及生活方式等诸多因素的影响。在临床中，一定要有中医思维，调理脏腑的平衡，恢复其各自的功能，不能为了降压而降压！我们要想达到很好的疗效，这就需要从中医的哲学基础学起。

中医诊疗的哲学基础

一、阴阳

阴阳学说作为中医学独特的思维方法，被广泛用来解释人体的生命活动、疾病的发生原因和病理变化，并指导着疾病的诊断和防治。阴阳既可以代表相互关联而性质相反的两种事物或现象，也可以说明同一事物内部相互对立的两个方面。

《素问·阴阳应象大论》说："阴阳者，天地之道也，万物之纲纪，变化之父母，生杀之本始，神明之府也。治病必求于本。"这是中医学对阴阳基本概念的经典表述。阴阳是宇宙万物新生、发展、消亡等运动变化的规律、纲领和内在动力。

"谨熟阴阳，无与众谋"，简单地说就是只要全面准确掌握阴阳的内涵，诊治疾病的时候就能看透疾病的本质，根本没必要和其他人谋划，因为道理都是清清楚楚的。灵活运用阴阳知识，可以诊治各种疑难病证。

例如：脊髓空洞症发热患者"吃肉热退"的阴阳解说。

一般感冒发热的患者不适合吃肉食，例如有的孩子病情刚愈，饮食不注意，只要一吃肉就又烧起来了。但是我曾经遇到过一位脊髓空洞症患者，她跟我说："高老师我跟别人不一样，我发热时很奇怪，只要发热了必然要吃一顿肉，吃完肉热就退下去了，这是为什么呢？问过中医或西医的很多医生都无法解释这一现象！"我说："这个问题的答案很简单，用阴阳理论给你阐释吧！"

脊髓有形能够看得到，因此属阴。脊髓空洞症患者证属阴虚，发热的病机是阴虚生内热。肉能够补充人体中的阴，故此吃肉则热自消。《素问·阴阳应象大论》说："形不足者，温之以气；精不足者，补之以味。""形不足""精不足"即代表阴和血的亏耗，吃了肉以后，阴壮起来了，重新建立了阴阳平衡，热自然就退了。可见，如果对阴阳理解到位了，看问题就是如此简单。

另外，在临床中若见到舌质红，就一定是热吗？就要应用大量的三黄、栀子、生石膏这样清热解毒的药物吗？不一定，有时候应该采用滋阴清热的方法。我曾治疗一个从兰州来诊的患者，患有偏头疼，主症为头疼、恶心、呕吐，舌苔黄腻，我当时用吴茱萸汤加减将其治愈。有人可能会有疑问，舌苔黄腻表明体内有热，用吴茱萸会不会火上浇油呢？答案是不会。我们在临床中一定要整体地看问题，不能单靠望诊或脉诊，一定要望、闻、问、切四诊合参，仲景不是也说过脉证不和则舍脉从证吗！四诊合参的重要性就在于辨证地取舍。

在临床中，有的医生一看到舌苔腻就用固定的几味祛湿药，腰腿疼也用固定的几味药，这种做法非常不可取。药物和病证不是简单的一一对应关系，这是缺乏中医思维的表现，很难达到预期疗效。我们临证时一定要四诊合参，去伪存真，任何强调一诊的做法都是不可取的。我们是医生，不能做临床的“医学表演家”，更不能拿患者的性命做赌注。要想达到很好的疗效，一定要有阴阳和五行的观念，用四诊合参的方式整体诊治。

什么是阴阳观念？例如“头为诸阳之会”，上为阳，下为阴，胸为阳，腹为阴。调和阴阳的第一方是桂枝汤，若患者出现胸闷、心慌等症状，我们应该加大桂枝汤里桂枝的剂量；若腹痛，应加大白芍的剂量，桂枝汤倍芍药加饴糖，也就是小建中汤。

下面以桂枝汤为例，谈谈中药的阴阳观。调和阴阳的第一方桂枝汤，其中最主要的药物是桂枝和芍药，桂枝是辛甘的，闻桂枝尖有一种香香的味道，闻芍药则有酸酸的味道。我们用阴阳来衡量药性、药味，“辛甘发散为阳，酸苦涌泄为阴”。

当胸膈以上出现问题的时候，桂枝要加量；若有腹部疾患，如胰腺炎或女性着凉后出现痛经，可以加大芍药的用量；若患者出现颈肩部、上肢酸痛，可以以形养形，使用枝类或藤类药物；如果是下肢静脉曲张，可以加大芍药的用量，如芍药甘草汤又称为去杖汤。

这就是药物的阴阳观，针对阴证、阳证的药物应用。

阴胜则阳病，在治疗这类病证的时候，要适当多添加一些阳药。如果要用西医理论来解释，就是桂枝走动脉系统，白芍走静脉系统。临床中如果遇到静脉曲张，血管很粗，状似蚯蚓，应该加大哪味药的剂量呢？我们分析一下，这类患者是因为静脉回流不好，酸味药有收敛的功效，能将回流不好的静脉血送回心脏，所以可以加大芍药的用量，因为酸收嘛！可见中医用药是非常灵活的，我们必须具备中医的阴阳、五行观念，才能把方药用活。

再例如桂枝加龙骨牡蛎汤，这个方子在临床也很常用。《金匮要略·血痹虚劳病脉证并治第六》说："夫失精家，少腹弦急，阴头寒，目眩（一作目眶痛），发落，脉极虚芤迟，为清谷，亡血失精。脉得诸芤动微紧，男子失精，女子梦交，桂枝加龙骨牡蛎汤主之。"临床多用此方治疗癔病、失眠、遗精或滑精、不孕症、先兆流产、久泻、更年期综合征等病证。

我在河北中医学院国医堂出诊的时候，曾治疗过一个 22 岁的小伙子，当时是以主诉乏力来诊。当他把手一伸出来，手上的汗水直往下滴，而且手是湿凉。我给他开了桂枝加龙骨牡蛎汤，一次即愈，乏力自解。本方治疗汗证的辨证思路是汗为心之液，汗血同源，精血同源，所以汗液也是人体之精。桂枝加龙骨牡蛎汤不仅仅治疗遗精、早泄等疾病，要广义理解这个"精"字的含义。可见如果具备中医的这种思维之后，在任何病证面前都可以游刃有余地辨证论治。

又如桂枝去芍药加麻黄附子细辛汤。"少阴之为病，脉微细，但欲寐，麻黄附子细辛汤主之。"我曾治疗一个抑郁症患者，是一位老大爷，主症是昏昏沉沉，头晕不想动，晚上睡不着觉，脉沉细。我用的就是麻黄附子细辛汤，患者喝3次药就痊愈了。

芍药甘草汤，又称为去杖汤，主要治疗下肢病证；若治疗阴阳同病的患者，可以在芍药甘草汤的基础上加附子。

【验案选录】

患者，梁某，女，50岁。

现病史：患者20年前开始出现突发眩晕，天旋地转，头总感觉晕沉沉的，反复发作，后来又出现恶心、呕吐的症状。在当地医院检查，做过脑CT、心电图、血沉、颈椎核磁检查，结果都正常，诊断为梅尼埃病。在当地医院治疗一段时间，病情反复发作，基本上没有控制住。现主症是眩晕，天旋地转，头总感觉晕沉沉的，反复发作，偶伴恶心、呕吐，咳嗽、咽痛10天有余，咯少量白黏痰，大便黏腻不爽，舌淡紫，苔白腻，脉弦滑。

治疗：①中药内服；②刮痧：肺经、大肠经、颈部；③背部膀胱经走罐，据阳性反应点叩刺拔罐。

治疗当天咳痰愈，头晕大有好转，眩晕、恶心、呕吐症状明显减轻，嗓子不疼了，基本不咳嗽了，略显不适。之后患者治疗3次，症状完全消失。为巩固疗效，患者又坚持治疗2次后，痊愈。

这也是阴阳在治疗病证方面的体现，“浊阴在上，则生䐜胀”，头本为诸阳之会，属阳位，但是为痰浊等阴霾之邪所占，因而昏沉不清，这就是本病辨证的核心所在。本案辨证准确，治疗得当，自然效如桴鼓。

二、五行

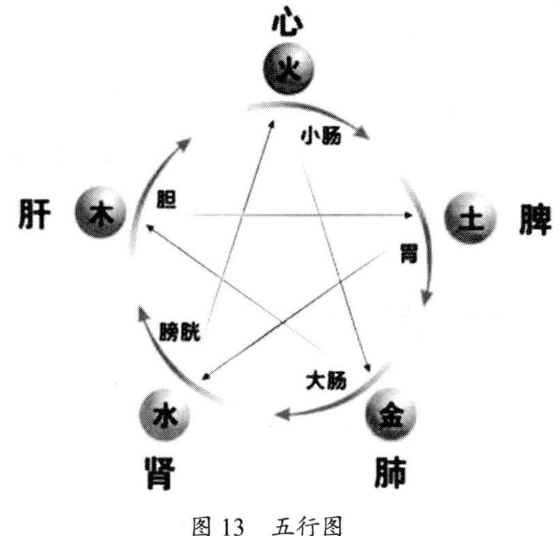

图 13 五行图

大家看这个五行图（图 13），每个脏器、每个系统都不是孤立存在的，都是一个有机的整体。《金匮要略》中说："见肝之病，知肝传脾，当先实脾，四季脾旺不受邪。"临床中见到肾脏的疾患，不仅要治肾，还要注意其五行传变。

我们以对尿毒症透析的理解来说明五行观念。尿毒症患者一般需要透析，透的是血中的毒素。心主血脉，根据五行图来看疾病的发展趋势，肾病会加倍克制心脏，我们称为"肾乘心"，导致心脏出现病变，所以应该同时关注心脏的治疗。这就是中医五行理论下未病先防的体现，是截断疾病进一步发展的一种途径。

如果心肾不交，水火失济，则会导致心火亢于上，出现口舌生疮、烦躁、失眠等症状，还会导致肾阴亏于下，出现腰酸、四肢发冷甚至水肿等症状。这都是因为中间被湿浊所阻遏，可以采用中西医结合的方法来治疗。

例如：治疗一个大失血的患者，西医治疗往往更有效，在血止住之后，用中药调理是善后之举。五脏中与血相关的有肝、脾、心、肾，肝藏血，脾统血，心主血，肾藏精，精血同源。此时中医和西医的观点是一致的，肾主骨生髓，西医认为骨有造血功能。

三、中医诊断疾病的方法

我临床经常被患者问：“大夫，我这病得吃多长时间药？多长时间能好？”甚至有的患者直接在微信或电话里询问这样的问题。例如我曾接到过一个电话：“高主任，我听说你治疗心脏病效果不错，我的病是心包肥厚，您治过这样的病证吗？我多长时间能好？”可是我连患者的人都没见到，自然无法回答这样的问题。中医诊治疾病需要通过望、闻、问、切，要看患者的整体状态，疾病是什么原因引起的，发展到了什么程度，涉及哪个病变的部位或脏腑。病情不同，病程不同，体质不同，治疗自然不同，因此什么时候能康复，我们确实没有办法给出确切的回答。

另外，患者的依从性在疾病的康复过程中也起着很重要的作用。中医提倡“三分治七分养”，在用药的同时，我一般会结合患者的病情来进行衣食住行和运动等生活方式的综合指导。如果患者听从我的建议，一般能短平快地康复；如果患者依然我行我素，不遵医嘱，就是仲景再世也难医治。前文曾谈到影响生命健康的因素，其实有50% 是生活方式问题，所以在衣食住行方面要给患者做一个规划，包括调整作息规律以及情志的调节。

取象比类的辨证思维

医生临证时必须具备中医的辨证思维。中医辨证不管采用什么方法，核心原则是“辨”，也同“变”，中医是实践医学，来源于生活又用于指导健康。

一、腹泻

关于腹泻，我曾经提到“水走肠间话腹泻”，就是中医辨证思维源于生活的体现！当传导过快的时候，水来不及分清别浊，就随着大便往下走。大家可以联想一下：如果地面太硬，水就不能渗下去而堆积，而风能胜湿，大风一刮，水湿就没了；阳光普照，在太阳的烤灼下，水也会很快干掉。那么在临床中，腹泻涉及的脏腑应该是脾和肾，所以李可老中医提出“万病不治求脾肾”。

二、不孕

我把怀孕比喻为种地，要想长出苗来，一是与女性的“土地”有关，二是与男性的“种子”有关。

（一）女性角度——“土地”

第一，如果在冬天撒种子能长出苗来吗？这种情况属于胞宫过寒，需要用温法。

第二，如果地太硬，在石头缝里头撒种子能长出苗来吗？从中医的方向上理解，木从土里钻出来，就需要疏导。

第三，如果这块地是盐碱地，地面上都是垃圾。垃圾就相当于痰湿和瘀血，此时清除体内的病邪就能解决问题了。

瘀血的形成有以下几方面：一是气虚。气虚运血无力，造成血液瘀滞，可以用黄芪补气行血。二是气滞。气行则血行，气滞则血瘀。《血证论·吐血》说："气为血之帅，血随之而运行。"统帅向前走的力量被困住了，我们称为气滞血瘀，可以用川芎行气通滞、活血祛瘀。三是血寒。血是有形的东西，血得寒则凝。《医林改错·积块》说："血受寒则凝结成块。"四是血热。血热互结，煎灼血中津液，使血液黏稠而运行不畅。《医林改错·积块》说："血受热则煎熬成块。"这就好像在家里熬粥，熬过火了，水越来越少，温度越来越高，粥也会越来越稠。

以上这么多原因都能导致瘀血，单纯活血化瘀是不行的，中医讲究的是辨证论治，治病必求于本。

第四，如果前三个问题都解决了，胞宫的寒已经祛除，土地松软了，垃圾也除掉了，此时还差养分。养分从哪里来？答案是脾胃。脾胃为气血生化之源，其实还有小肠，小肠化物，可以把外在的东西转化成自身的。

我在临床调整女性月经的时候，至少要治疗 3 个月经周期。一个月经周期有 4 个阶段，即月经期、经后期、经间期、经前期，一般 28 天一个周期。调完之后，在患者下次来月经之前再调上 7 ～ 10 天，第 3 个月再治疗 7 ～ 10 天，患者病情通常能很好地缓解。

（二）男性角度——"种子"

如果土地没有问题了，万事俱备，种地就只差一个种子了。种子不能是歪瓜裂枣，否则不能长出苗来。临床中我们会见到患者有血精，用中医思维应该怎么解决呢？

我们认为，女性的阳位于上，所以乳汁是白色的；男性的阳位于下，所以精液是白色的。那么是什么原因导致血精呢？治疗的方向是什么？我们知道，小肠下面是膀胱，中间是我们说的精室。心与小肠相表里，小肠在有火的前提下能把血转化成白色的精液，但是现在小肠的火不旺了，精液就呈红色的了。因此在临床中见到血精的时候，患者并不是有内热，而是有寒。另外，如果男性精子畸形率特别高，往往与湿热下注、热扰精室有关。本着这样的辨证思维，不孕不育并没有那么难治。

综合诊疗模式——闯五关

我们在临证时，需要清晰的辨证思路与合适的治疗方法，将四诊（望、闻、问、切）所收集的资料、症状和体征，通过分析、综合、归纳，辨清疾病的病因、性质、部位，以及邪正之间的关系，概括、判断为某种性质的证候，分析并找出病变的主要矛盾。理出这个主线需要用八纲辨证、脏腑辨证、气血津液辨证、六经辨证、卫气营血辨证、三焦辨证、病因辨证等方法的综合应用。

如果想要取得良好的临床疗效，我认为要“闯五关”：第一个是用药关，第二个是剂量关，第三个是煎煮关，第四个是服药关，第五个是辨证关。

一、第一关——用药关

是药三分毒，合理使用才是硬道理！

我在临床中经常听到有人说这方子里面有毒药，不敢吃。大家都吃过豆角吧？豆角没有炒熟吃了会中毒，难道说豆角是毒药吗？我认为“是药三分毒，合理应用才是硬道理”。如果患者出现阴证，我们就用阳药，甘淡渗利为阳，也可用如附子、乌头一类峻猛热药来恢复阴阳平衡。此时的附子、乌头就是良药，无毒可言。临床用药是利用药物的偏性来纠正人体的偏性，以达到“阴平阳秘，精神乃治”的状态。

【验案选录】

患者，陈某，男，47岁。2015年10月30日初诊。

现病史：以鼻炎就诊，打喷嚏、流清涕。面色萎白，有虚浮之象，精神倦怠，鼻黏膜颜色较淡，少气，语声低微，一遇天气变化或受寒即发，咽堵有痰，平素乏力，大便偏稀，纳呆，晚上睡觉流涎，舌淡苔薄白，舌下痰湿重，脉细弱。

既往史：鼻炎、痛风病史。

处方：炮附子45g（先煎），生麻黄30g，细辛30g，生黄芪15g，茯苓50g，柴胡30g，枳壳15g，白芍40g，炙甘草30g，泽泻30g，白术30g，干姜20g，桂枝20g，厚朴15g，清半夏12g，车前子20g。7剂。

医嘱：①禁甜凉、辛辣、油腻食物，心态平和，适度运动，适寒温，慎起居。②附子应先煎。煎煮方法：在冷水中浸泡30分钟，然后大火烧开后转小火煮1小时。之后将药汁与其他药混合，再用大火烧开，转小火煮1小时，煎煮完成。

辨证思路：肺气实则咳喘，肺气虚则上窍不利。该患者是虚实兼杂的证候，属于寒湿闭阻清窍，流清涕受寒所致，咽堵有痰又兼有痰气阻结喉间。肺寒则心火衰，六经辨证为少阴太阴同病而寒化，故此用麻黄附子细辛汤加减健脾祛湿之品，重剂7剂则愈！可见，临床中辨证是最重要的，在用药上以药物的偏性来纠正人体的偏性，当用则用，疗效方能显著。

二、第二关——剂量关

关于剂量关，我十分认同柯雪帆教授的一两等于15.625g。下面这个病例是一位前辈的病案，特别符合中医的特点，在此借鉴。

【验案选录】

患者，陈某，女，37岁。

现病史：暴怒引发蛛网膜下腔出血，昏迷48小时，醒后暴盲。刻下症：寒战咳嗽无汗。查颅内血肿、水肿，双眼底出血。舌脉不详。

既往史：原发性高血压18年。

处方：麻黄45g，桂枝30g，炙甘草20g，炒杏仁30g。

服药1剂后夜得畅汗，小便量多，头眼胀痛即止，血压正常，可看到模糊人影；后期用通窍活血汤收尾，视力复常。

辨证思路：麻黄汤在临床中又称为还魂汤。其主要药物是麻黄，在本案中起通阳作用；杏仁和麻黄剂量相差不大，杏仁是白色的，入肺，养肺阴，保护肺的津液免受损伤，此时一般用炒杏仁。患者服药后夜得畅汗，小便量多，头眼胀痛即止，血压正常，可看到模糊人影；后期用通窍活血汤收尾，视力复常。一般医生见到高血压、脑出血是断然不敢用热药的，即使辨证有寒也只敢用3g、5g的皮毛量，而本案用麻黄汤原量，辨证准确，用药得当，势均力敌，故此1剂愈，凸显中医的神效。

三、第三关——煎煮关

我认为，中医药治疗疾病，药物的煎煮法也很重要，所以一般情况下我会让患者自己熬药。

我在治疗过敏性鼻炎的时候，会用到麻黄。现代药理研究发现，麻黄能够提高人体新陈代谢率，使心率加快，血管收缩，血压上升，然后精神亢奋，导致失眠。其实这主要是麻黄碱、麻黄素的作用，我在临床中就是用这样的偏性来纠正人体的偏性，从而达到治疗效果。麻黄治疗心动过缓，收效极快。但是煎煮麻黄的时候一定要记得去沫，与剂量和药品的质量相关。如果煎煮麻黄的时候没有沫，要加等量的蝉蜕。“是药三分毒，合理使用才是硬道理”，煎煮方法也是影响疗效的重要因素之一。

四、第四关——服药关

临床上经常有人问我这个药怎么喝？是饭前喝还是饭后喝？有些医生往往会告诉患者饭后服药，其实并不是所有的药都是饭后服用。服药有个大体原则：

1. 若病变部位在上，例如头疼、头晕或者是嗓子疼等症状，应该取其气，煎药时间不宜过长，服药的时间应该在饭后，借助水谷之气的熏蒸，把药气带上去。

2. 若病变部位在下，煎药的时间应该久一点，取其味，此时应该饭前服。

3. 若病变部位在中间，应该在两顿饭中间服药。需要注意的是，方中若含有附子，往往要远离饭点服用，以免出现瞑眩反应。

五、第五关——辨证关

清晰的辨证思路是临床中的重中之重。辨证，是在认识疾病的过程中确定证候的思维和实践过程，即将四诊（望、闻、问、切）所收集的资料，包括症状和体征，运用中医学理论进行分析、综合，归纳，辨清疾病的病因、病位、病性及病势（疾病发展变化趋向），概括、判断为某种性质的证候的过程。关于辨证，要从病因、病位、病性以及邪正之间的关系入手，从而找到矛盾的主要方面。

（一）辨病因

辨病因即探求疾病发生的原因。有些病虽然症状表现相同，但病因不同，治疗也不同，故此一定要有目的地问诊。例如同样是腹痛腹泻急性发作，病因不同，所用方药也不同，这就是我们常说的"同病异治"。

【验案选录】

案1：妊娠期伤寒吐泻

患者，高某，女性，40岁，妊娠5个多月，2017年2月5日就诊。

主诉：吐泻急性发作4小时。

现病史：无明显诱因于3点出现吐泻急性发作，怕吐泻伤津，体内缺液，影响胎儿，故5点到妇产医院进行输液治疗：糖盐水加维生素B_6，疗效不佳，上述症状不减。刻下症状：发热，体温38.3℃，浑身酸痛，恶心、呕吐，呕吐物酸腐，口渴但饮水即吐，腹痛，腹泻，泻下水样便，臭秽，泻下急迫，不能离厕，小便量少色黄，纳呆，舌暗红苔黄腻，脉弦滑略数。

处方：葛根60g，黄芩30g，黄连10g，茯苓50g，猪苓30g，芦根30g，竹茹10g，陈皮10g，白茅根30g。1剂。

医嘱：日1剂，水煎服，少量多次频服；禁食甜、凉、辛辣油腻食物。

辨证思路：此病例是脾系的疾病——妊娠期伤寒吐泻，效果很明显，1剂愈。

本证病位在胃肠，腹痛腹泻急性发作4个小时，说是无明显诱因，其实是前一天晚上吃得太多，又感受寒邪引发的疾患。病位在胃，胃气上逆，故恶心呕吐。泻下如水样便，病位又在肠，臭秽，泻下急迫，不能离厕，小便量少色又黄，说明里有热。舌质暗红苔腻，脉弦滑略数，从舌脉上反映了湿热下注。六经辨证属阳明，邪入阳明则胃失和降，糟粕随湿热下注肠道，故泄下臭秽。

本案主要以葛根芩连汤为主方进行加减。葛根甘辛而凉，入阳明经，外解肌表之邪，内清阳明之热，又升发脾胃清阳而止泻升津，汪昂赞其“能升阳明清气，又为治泻圣药”。黄芩、黄连苦寒清热，厚肠止利。猪苓、茯苓、芦根、白茅根的用意为“利小便以实大便”，二便分消，水从小便而去，则大便实，泄泻自止。辨证准确用药得当，故1剂即愈！

案2：哺乳期腹痛腹泻急性发作

患者，高某，女性，40岁，哺乳期，孩子5个月。

主诉：腹痛、腹泻急性发作2个多小时。

现病史：5点不明原因腹痛、腹泻急性发作，泻下急迫、水样，不能离厕，肠鸣，味儿不大，7点多开始便血，色鲜红，量大，内有脓便，不发热，略恶心，腹部发凉下坠疼痛，手热，脚凉到小腿，纳呆，舌暗淡苔白腻，脉沉缓无力。由于处于哺乳期，患者怕影响孩子，故急寻求治疗。

治疗：由于当时情况紧急，来不及煎药，故选用桂附理中丸5丸研碎混水服。针刺中脘、天枢、公孙、内关、足三里，神阙穴隔姜灸。后用桃花汤善后，1剂药没喝完疾病痊愈，怕影响哺乳故剩下的药没喝，中病即止！

辨证思路：本病例和上一个病例虽然都是腹泻，都是脾系疾病，但病因不同，治疗也不同，体现了“同病异治”。

晨起腹泻大多是伤食受寒引起，根据水样泻更加确定为受寒，食物与寒邪交于胃中，胃失和降，恶心呕吐；寒伤脾阳，运化失常，水湿渗注大肠则腹泻；寒甚冻裂出血则便血，脾阳不升则腹部下坠，寒凝血瘀，不通则痛。方药用的桃花汤，涩肠止痢，温中散寒，用于虚寒痢。但当时情况紧急，用桂附理中丸5丸研碎混水服，患者喝完觉得身体热热的，随即腹痛、下坠、腹泻均止。紧接着针刺中脘、天枢、公孙、内关、足三里，神阙穴隔姜灸，针后患者的脚已经暖过来了。起针后便血1次，但质已稠。后紧接着服用一碗桃花汤，症状迅速好转。患者有饥饿感，但随后的饮食调养也尤为重要，当天只喝小米粥，其他饮食暂停，第二天恢复正常饮食，其间哺乳未停，患者第二天、第三天之后都没有再发生腹泻，一切如常。

以上治疗的两个病例虽都是腹泻，但一个是用的葛根芩连汤，另一个用的是桃花汤，就是病因不同而治疗各异。

案3：下利

患者，李某，女，23岁。2015年10月30日初诊。

现病史：急性腹泻。患者腹泻1日3次，偶尔吐，怕冷，体瘦，月经规律，有痛经，睡眠不好，舌淡紫有芒刺，苔白水滑，脉结代。

既往史：胃病、心脏病病史。

处方：柴胡10g，当归20g，枳壳15g，炙甘草30g，茯苓50g，炒白术30g，炒扁豆30g，炒山药30g，炒薏苡仁30g，干姜30g，吴茱萸20g，补骨脂20g，焦神曲30g。6剂。

医嘱：禁甜凉、辛辣、油腻食物；心态平和，适度运动，适寒温，慎起居。

二诊：2015年11月6日。服药后腹泻消失，怕冷好转，舌淡紫、芒刺，早搏消失，睡眠好转，纳呆，脉弦细。

处方：柴胡10g，当归20g，枳壳15g，炙甘草30g，茯苓50g，炒白术30g，炒扁豆30g，炒山药30g，炒薏苡仁30g，干姜30g，吴茱萸20g，补骨脂20g，焦神曲30g，附子15g（先煎），党参10g，生牡蛎10g，山萸肉20g。6剂。

三诊：2015年11月13日。服药后症状进一步好转，脉弦细。

处方：麻黄15g，细辛20g，附子20g（先煎），当归20g，通草10g，鸡血藤30g，炙甘草30g，葛根30g，菟丝子15g，补骨脂15g，枸杞子15g，生黄芪15g，吴茱萸15g，枳壳15g，厚朴20g，茯苓30g，焦神曲30g。6剂。

四诊：2015年11月20日。服药后原有症状均消失，舌淡紫，有芒刺，脉弦滑。

处方：麻黄10g，细辛15g，附子20g（先煎），当归20g，通草10g，鸡血藤30g，炙甘草30g，葛根30g，菟丝子15g，补骨脂15g，枸杞子15g，淫羊藿15g，生黄芪15g，吴茱萸15g，枳壳15g，厚朴20g，茯苓30g，焦神曲30g，莱菔子20g。

辨证思路：患者腹泻，偶尔呕吐，病位在脾胃，脾胃运化水湿的功能失常，水湿停于中焦，脾不升清、胃不降浊故出现此证；怕冷，痛经，舌淡苔水滑，体现体内寒湿重；水注肠道则腹泻，寒凝血瘀，不通则痛，脾胃运化气血功能异常，血不养心，肌肉失养则体瘦，睡眠不好，压力大；肝脾失和，脉弦细。在治疗过程中用四逆散加甘淡渗利之品来疏肝健脾渗湿，泻止后调理脏腑功能，暖脾肾，调气血以善后，不考虑西医心肌炎、胃病等干扰，充分体现中医整体观念的动态辨证论治过程，收效显著。

（二）辨病位

辨病位，即分析、判别以确定疾病之所在部位。不同的致病因素侵袭人体不同的部位，会引起不同的病证。

例如“心肺有邪，沉于两肘”，有的患者会觉得两肘有压沉感；此外还有“肝有邪，沉于两腋”“脾有邪，沉于两髋”“肾有邪，沉于两腘”。我曾治疗一位心脏病患者，后期只遗留胯骨轻微不舒服，心脏各方面功能都已经好转，这就属于脾湿，脾虚湿盛，沉到两髋。肾主骨生髓通于脑，所以肾病会出现腰酸腿疼、膝盖无力、头昏沉等症状。

了解中医辨证的这些定位信息，再四诊合参，加强辨证的准确性，西医的检查仅供参考，这就是中医有诸内必反映于外诊治的科学性。

再如腰痛，针刺治疗有立竿见影之效，但是首先要分清疼痛的部位，是正中间疼，还是两边疼，正所谓“经络所过，主治所及”。

我曾经治疗一个老太太，她找我主要是调心脏，之前在别处扎针治疗腰疼，治疗了 3 天也没效果，扶着凳子都起不来。我给她针刺了后溪，并让她活动腰部，结果很快她就说腰不疼了，直呼神奇。

腰正中间疼，我一般用以下 3 种疗法：①针刺后溪穴，配合活动。因为后背中间是督脉，后溪穴通督脉。②针刺阿是穴，在后溪穴周围找痛点，通常一针下去即可见效。③因为腰部的正中间是脊柱，是骨头，而肾又主骨生髓，“肾有邪，沉于两腘”，所以可以从肾经选穴，尤其是在阴谷穴下面找小结节，针刺结节再活动身体，效果也是立竿见影的。

如果是腰两侧疼，可以针刺委中穴，因为腰两侧属于膀胱经，“腰背委中求”。如果疼痛没有缓解，可以加刺阴谷穴。如果腰部又凉又疼，可以温针灸或是进行局部隔姜灸，在三伏天还可以行隔附子灸。因此在临床中一定要选择合适的治疗方法。

以上就是病位辨证，掌握这一诊断思路，结合适当的治疗方法，一定能收到很好的疗效。

（三）辨病势

辨病势，即辨明疾病的发展变化趋势及转归。疾病是邪气作用于人体，人体正气奋起抗邪而引起邪正斗争的结果。正邪交争导致发病，如果是以邪气盛为矛盾的主要方面，则需祛邪；如果以正气亏虚为矛盾的主要方面，则需补虚。

五脏病机：诸风掉眩，皆属于肝；诸寒收引，皆属于肾；诸气膹郁，皆属于肺；诸湿肿满，皆属于脾；诸痛痒疮，皆属于心。

我们在临床中看到痒疮，注意可能是心脏疾患。还要注意“经络所过，主治所及”，例如手厥阴心包经上长的带状疱疹，这时用药的方向要侧重于清心包，清心火的力量要加强；如果带状疱疹长到手外侧，这是三焦气化不利，寒湿较重，需要散寒化湿。

在临床中我总结出“经痛一条线，络痛痛一片”的规律。经痛的时候可以根据经络所过来取穴。如果疼了一两天，这是初病多实，为实证；若疼了一两个月，就属于久病多虚，为虚证。在治疗的时候根据经络所过选择位置，依据“实则泻其子，虚则补其母”的原则选择腧穴。

络痛痛一片，可采用局部围刺加拔罐的方法。例如在临床中治疗静脉曲张时，可以在静脉曲张充血处的头和尾点刺出血加拔罐。

【验案选录】

患者，李某，女，22 岁，北京某高校学生。

现病史：后背肩胛部酸痛 4 年，诊断为后背痛肌纤维质炎。经询问得知主要是高中时学习姿势不良导致的，间断服中西药效不佳，余无明显不适。

治疗：梅花针叩刺出血加拔罐，1 次痊愈。

（四）辨病性

辨病性，即确定疾病的虚实寒热之性。邪正盛衰决定病证的虚实，实主要指邪气盛实，邪气与正气相争；虚主要指正气不足，正气无力抗邪。《素问・通评虚实论》说：“邪气盛则实，精气夺则虚。”病因性质和机体阴阳失调决定病证的寒热，外感寒邪或阴盛阳虚，则见“寒证”；外感热邪或阳盛阴虚，则见“热证”。《素问・阴阳应象大论》说：“阳胜则热，阴胜则寒。”临床上患者不一定只表现一种证候，也可能证候相兼错杂，其中寒热错杂的情况居多。

关于病性，表现在对阳胜则热、阴胜则寒，是脏证还是腑证，是三阴证还是三阳证等广义阴阳的理解上。其难点在于寒热真假及寒热进退。例如《伤寒论》第342条说："伤寒，厥四日，热反三日，复厥五日，其病为进，寒多热少，阳气退，故为进也。"临床中需要医生独具慧眼，而慧眼来自深厚的中医理论功底，理不明则不着急开药，先沉下心来学经典。

下面说一下寒热真假的辨别。

1. 真寒假热（阴极似阳）

望诊：舌淡，苔黑滑润；两颧色红如妆，不红则白中带青；时烦，状若阳证，但精神萎靡。

闻诊：语声细微，气息低弱；无秽恶气味，大便不臭。

问诊：口不渴，或喜热饮，量不多；身大热反欲得衣，喜近火炉；小便清长，大便自利或便秘；若咽痛，但不红肿。

切诊：脉虽浮数，按之无力；或细微欲绝；腹部按之不蒸手，初按似热，久按则不觉热。

2. 真热假寒（阳极似阴）

望诊：舌苔白质糙，或舌绛刺裂。面色虽灰滞，但目张炯炯有神。神情昏昏，状若阴证，但或时烦躁，扬手顿足，谵语。

闻诊：语气扬厉，气粗息壮；热气臭秽喷人，大便臭秽。

问诊：口渴喜冷；身大寒反不欲得衣；小便赤涩，大便燥结，或稀粪旁流，肛门有灼热感。

切诊：虽沉有力，浮取紧数，沉取坚实。四肢虽冷，胸腹热而蒸手。

【验案选录】

案1：牛皮癣

患者：姚某，男，48岁。2016年8月26日初诊。

现病史：牛皮癣几十年，不痒，四肢及腰部多见，手指关节肿胀、疼痛、发凉，阳明经及少阳经重，大便稀溏，舌暗红，苔黄腻，脉弦细滑，病变皮肤发热。

既往史：牛皮癣13年，脂肪肝，高脂血症，血糖偶高。

处方：当归40g，柴胡50g，黄芩20g，清半夏30g，苍术50g，生麻黄10g，生薏苡仁60g，茜草10g，白芍30g，知母50g，川牛膝30g，木瓜30g，细辛10g，通草10g，金银花20g，土茯苓30g，郁金10g，生牡蛎60g。6剂。

医嘱：禁甜凉、辛辣、油腻食物；心态平和，适度运动，适寒温，慎起居。

二诊：2016年9月2日。服药后症状改善不明显，舌暗红，苔黄腻，脉弦细滑，继用上药。

三诊：2016年10月8日。服药后症状改善明显，牛皮癣不痒，四肢及腰部多见，手指关节肿胀、疼痛、发凉，病变皮肤已不发热，阳明经及少阳经重，大便稀溏好转，舌暗红，苔白水滑，脉弦细滑。

处方：当归60g，苍术90g，生麻黄30g，白芍120g，川牛膝30g，木瓜30g，金银花30g，土茯苓120g，生牡蛎90g，连翘30g，炮附子90g（先煎），干姜30g，炙甘草30g，生地80g，丹皮20g，木鳖子10g，制川乌20g（先煎）。6剂。

四诊：2016年10月14日。服药后症状改善明显，牛皮癣不痒，四肢及腰部基本痊愈，手指关节肿胀、疼痛、发凉减轻，阳明经及少阳经重，口中有异味，大便稀溏好转，舌暗红有瘀点，苔白水滑，脉弦细滑。

辨证思路：本案后期用到了细辛、通草、麻黄、附子等，是因为患者内真寒而外假热，所以要用药逼阳外出。不过可惜的是，因为经济问题，症状减轻后，患者没有坚持治疗。

案2：雷诺病

患者：姜某，女，24岁。2015年11月6日初诊。

现病史：遇冷风则起皮疹，高出皮肤，痒，面部红肿，手足青紫肿胀，腹泻，大便黏，手脚凉，舌暗红，苔水滑，脉弦细沉。

既往史：雷诺病。

处方：当归30g，茯苓50g，炒白术30g，桂枝30g，白芍30g，通草20g，附子30g（先煎），鸡血藤30g，泽泻30g，川牛膝20g，细辛20g，黄芩10g，焦神曲30g，麻黄10g，苍术30g。

医嘱：①禁甜凉、辛辣、油腻食物；心态平和，适度运动，适寒温，慎起居。②附子应先煎。煎煮方法：在冷水中浸泡30分钟，然后大火烧开后转小火煮1小时。之后将药汁与其他药混合，再用大火烧开，转小火煮1小时，煎煮完成。

二诊：2015年11月17日。服药后皮疹一直未发，不痒，腹泻消失，大便不黏，手脚凉消失，舌暗红，苔白，脉弦细沉。

处方：当归30g，茯苓60g，炒白术30g，桂枝20g，白芍45g，通草20g，附子35g（先煎），鸡血藤30g，泽泻45g，川牛膝20g，细辛15g，焦神曲30g，麻黄10g，苍术45g，生薏苡仁60g，炒杏仁10g，川芎30g。

三诊：2015年11月27日。服药后皮疹未发，舌暗红，苔白，脉弦细沉、寸脉浮。

处方：当归30g，茯苓70g，炒白术30g，桂枝20g，白芍20g，通草20g，附子45g（先煎），鸡血藤45g，泽泻45g，川牛膝20g，细辛15g，焦神曲30g，麻黄20g，苍术50g，生薏苡仁60g，炒杏仁10g，川芎30g，生黄芪15g，防己20g，干姜20g。

辨证思路：雷诺病多发生于20～40岁，女性多于男性，起病缓慢，开始为冬季发作，时间短，逐渐出现遇冷或情绪激动即发作。病变一般呈多对称性，位于双手手指，足趾亦可发生。继发性雷诺病常伴有以下疾病：①全身性硬皮病；②系统性红斑狼疮；③皮肌炎或多发性肌炎；④类风湿关节炎；⑤50岁以上患者四肢动脉粥样硬化；⑥血栓性脉管炎，少见；⑦原发性肺动脉高压。创伤和药物如麦角诱导剂、长春新碱、巴比妥酸等亦可引起本病。

本案患者吃3剂药症状就消失了，皮疹一直未发，我觉得跟她年轻有关系，年轻则自愈功能好，稍微用点儿药就调整过来了，而且不容易复发。

（五）邪正之间的关系

在多病机共存的复杂病情中，抓住最核心、最关键、最首要的病机是治病的主旨。

《伤寒论》第91条说："伤寒，医下之，续得下利清谷不止，身疼痛者，急当救里；后身疼痛，清便自调者，急当救表。"救里宜四逆汤，救表宜桂枝汤。

临床一般虚实夹杂的病证较多，下面以抑郁症为例谈邪正的动态变化。

抑郁症的病因目前还并不明确，但可以肯定的是，生物、心理与社会环境诸多方面因素参与了抑郁症的发病过程。生物学因素主要涉及遗传、神经生化、神经内分泌、神经再生等方面；与抑郁症关系密切的心理学易患素质是病前性格特征，如抑郁气质；成年期遭遇应激性的生活事件，是导致出现具有临床意义的抑郁发作的重要触发条件。

抑郁症可以出现单次或反复多次的抑郁发作，主要表现为心境低落，思维迟缓，意志活动减退，躯体症状。

【验案选录】

患者，张某，女，35岁。

现病史：幻听，白天头昏沉不清，嗜睡，夜晚精神，心烦口苦。面色晦暗，眉头紧蹙，眨眼频繁，形体胖，善太息，舌暗红苔白腻，脉沉细滑。

既往史：抑郁症幻听8年。15年前即诊断为抑郁症，幻听，曾进行中西医治疗，后好转，但怀孕生产后复发。

初诊处方：麻黄30g，细辛30g，炮附子30g（先煎），柴胡45g，当归20g，枳实30g，栀子10g，桂枝20g，生龙骨30g，生牡蛎30g，山萸肉30g，茯苓50g，生白术30g，炙甘草15g，石菖蒲30g，郁金30g，莱菔子20g，生姜5片，大枣3枚（掰）。

医嘱：禁甜凉、辛辣、油腻食物；心态平和，适度运动，适寒温，慎起居。

二诊处方：麻黄30g，细辛30g，炮附子30g（先煎），柴胡45g，当归20g，枳实30g，栀子10g，桂枝20g，生龙骨30g，生牡蛎30g，山萸肉30g，茯苓50g，生白术30g，炙甘草15g，石菖蒲30g，郁金30g，莱菔子20g，清半夏30g，厚朴60g。

在治疗的过程中，病因、病位、病性以及邪正之间的关系，辨证一定要准确。如果机理不明，思路不清晰，就着急开方，临床效果肯定不显著，日久则丧失对中医的信心。因此，我们要做临床上的“明医”，明了证候，用药得当才能体现中医的“美”。

相关病证的中医解读

一、不孕症

随着二孩政策的开放，很多朋友想再要一个孩子。曾经有一个患者找到我，说：高主任，我想生一个女孩。我说：我只能让你顺利受孕，至于男孩还是女孩就无能为力了。这个患者是第一次生产后子宫恢复得不好，一直怀不上，在望、闻、问、切四诊合参后，我选了大黄甘遂阿胶汤，但不是用的汤剂，而是散剂。1剂即可。

辨证思路：《金匮要略·妇人杂病脉证并治第二十二》中说：“妇人少腹满，如敦状，小便微难而不渴，生后者，此为水与血俱结在血室也，大黄甘遂汤主之。”本案患者症状与其相符，肚子很胖，典型的腹大如敦，故1剂即愈。注意：服用大黄甘遂阿胶汤后，有可能会腹泻，因此临床用药之前一定要和患者交代清楚，否则患者会误认为用错药，引起不必要的纠纷。

另外，对于妇科疾病，无论是盆腔积液，还是输卵管病变，中医认为都是下部有寒湿导致的，根据病证选择合适的方药。我们临证时一定要具备中医的思维，不能遇见盆腔积液或者是有妇科炎症的患者就采取输液的方法治疗，这样有可能加重病情。因为液体是寒凉的，越输液下边寒湿越重，怀孕的概率就越小。

二、瘿瘤

我们认为，甲状腺、乳腺和子宫是一条关系密切的轴。甲状腺结节中医称为“瘿瘤”，从病邪的角度上分析是痰湿和瘀血共存。西医对于甲状腺疾病的治疗，大多都是采用手术疗法。中医治疗甲状腺疾病可以采取针药结合的方法。

中药主要用祛痰除瘀之品。祛痰应该用五味中的咸味药，因咸能软坚散结，如海藻、昆布、牡蛎、瓦楞子等。瘿瘤的部位在半里半表，属于三焦，可以选用柴胡、茯苓等走三焦系统的药物。另外，祛痰还可以用瓜蒌、天花粉、桔梗、茯苓等药物；桔梗和甘草又称为排脓汤，在临床中出现嗓子有痰等症状可以使用。除瘀可采用三棱、莪术等药物。一般甲状腺结节或甲亢患者会出现烦热症状，可以加知母祛湿除烦。除此之外，也可以加三黄等药。

针刺治疗甲状腺疾病，要依据经络循行，如颈部有足阳明胃经、手阳明大肠经、手太阳小肠经、手少阳三焦经、足少阳胆经和足太阳膀胱经经过，根据结节所在的部位确定经络，选取穴位。中医认为结节是实证，实则泻其子，根据结节所在不同的经络，选取不同的子穴。

三、糖尿病

中医认为糖尿病属于消渴范畴，分为上消、中消、下消。上消是渴饮千杯而不止渴，中消是饥饿感很强，下消是尿频、尿量多。我给学生总结了消渴病因歌诀：饮食不节情失调，素体阴虚加房劳。

糖尿病就像用大铁锅做大锅菜，下面烧着火，锅里有水，上面还蒸馒头。如果想把馒头蒸熟，就需要让蒸汽上来。同理，身体里的水上来了口就不渴了。但是糖尿病的现状是下面有一滩冷水，火也不旺，不能让水蒸气上去，上面就表现出渴的症状，所以只采取滋阴清热的方法根本达不到目的，应该从脾和肾入手。上消与心肺有关，中消与脾胃有关，下消与肾有关。糖尿病的治疗主要是三分治七分养。

关于糖尿病的治疗，中医和西医是截然不同的。例如有两杯水，同样放入一块糖，西医的治疗原则是降血糖，降完之后沉淀到管壁了，所以后期会造成微细血管堵塞，临床表现为手脚凉、麻木等症状。西医并没有将糖排出去，而是沉淀在那里。中医的治疗则不然。以阴虚证为例，临床采用滋阴的方法补其不足，血糖自然就降下来了。

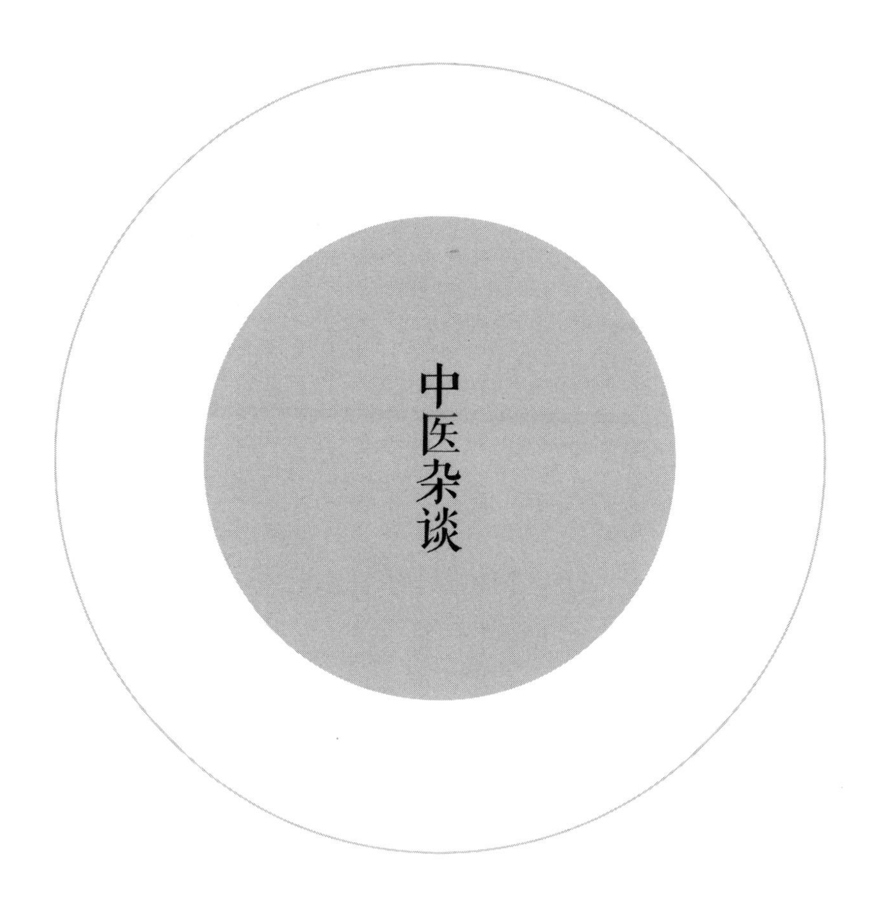

中医杂谈

健康观

健康是什么？早在1948年世界卫生组织（WHO）就指出："健康不仅仅是没有疾病和缺陷，而且是指身体、心理和社会的适应性处于一个完全的完满状态。"

这和我们中医的健康观是一致的。中医人眼中的健康不仅仅是检查指标无异常，还包括身、心的健康。

在临床中中医是怎么定义健康的呢？用中医术语来描述的话，就是阴平阳秘、五脏调和。《素问·生气通天论》中记载："阴平阳秘，精神乃治，阴阳离决，精气乃绝。"中医治病就是用各种方法调整机体阴阳的不平衡，"治病必求于本，本于阴阳"，调整阴阳，使其平衡的健康状态，是我们最终要达到的目的。可能有的人说，我们对"阴平阳秘"的健康理论理解不了。那我就用通俗的语言来说：能吃，能喝，能睡，机体的各种功能能够正常发挥，这就是"健康"。

例如一个患了乳腺癌的人，没有什么不适的感觉，没有做手术，并且能吃、能喝、能睡，身体各脏腑组织功能都还很正常。那么有必要把做手术把乳腺癌切掉，然后再进行放化疗彻底把癌细胞杀掉吗？我认为没有必要！当然这仅代表我个人的观点。只要瘤体不干扰我们的生活，不影响生活质量，那么带瘤生存也没什么不可以的。手术和放化疗等方法是"杀敌一千自损八百"的办法，临床上很多患者不是死于癌症，而是死于放化疗，所以和谐共处才是生存之道。在不影响生活质量的前提下，"带瘤生存"也可以说就是一个病理稳态下的"平衡"状态。

下面再说说对于身体健康的评定。评定身体健康不能只看检查指标是否正常，临床中很多患者检查都没问题，但就是有不舒服的感觉，他是处于健康还是疾病状态呢？我的观点是疾病状态！因为中医认为“诸内者必形诸外”，外在有不适的反应，内在必然不平衡。中医临证必须具备辨证思维，四诊合参，搜集患者的自觉和他觉资料（症状和体征）从而辨证论治。完全用西医检查指标的异常来诊断临床相关的病证，这在中医诊治过程中是不可取的。虽然检查指标正常，但患者就是有不舒服的自觉症状或存在异于常态的外在体征，这就是机体内在不平衡了，就是中医病证的体现。中医的病证是先于检查指标异常的，由此可见其更具科学性。（图 14）

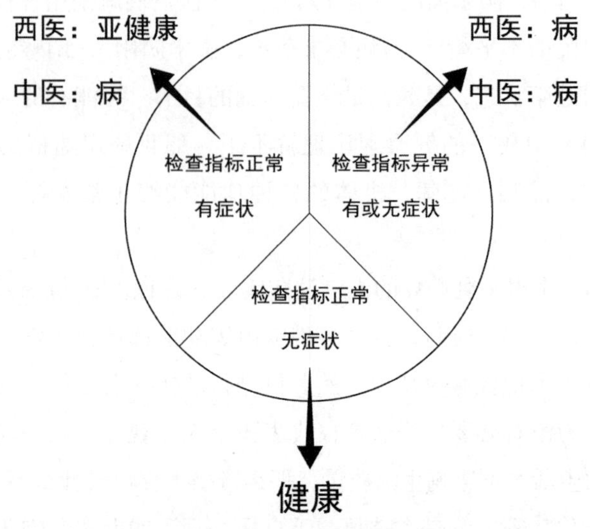

图 14　中西医健康评定图

大家来判断一下下面这些人是否是一个健康的人。

例 1：有个人自觉很不舒服，有胸闷心慌，心前区憋闷、疼痛等症状，可是做心电图、心脏彩超检查，甚则做冠脉造影检查，结果都没有异常。他算是一个健康的人吗?

我认为，这不能称为一个健康人。

例 2：我有一个朋友，刚生了一女孩，由于婆婆在病床前不经意地说了句“怎么不是一小子呢”？朋友就抑郁了，产后出院从 18 楼跳下来了。这样算是一个健康的人吗?

答案也是否定的。这个人属于心理不健康，也不能算是一个健康的人。现在患有心理疾病的患者特别多，与压力大有很重要的关系。中医一直认为情志可以导致疾病，也可以治疗疾病。针对情志病，最好的药物就是心理疏导，即“心病当需心药医”。

例 3：有一些刚毕业的学生，刚步入社会就频繁更换工作岗位，一直埋怨这个不好那个不是，好像周围所有的人都对不起他，最后走上犯罪的道路。这是一种健康的表现吗?

这些刚毕业的大学生没有很好地适应社会，与社会融为一体，也不能称为健康的人。

所以中医的健康观是身体上没有什么不适，心理上能保持恬淡平和的心态，与小环境大社会能融为一体，这才是一个健康的人。

发病观

我认为，中医的发病观就是各种原因所导致的机体阴阳平衡遭到破坏并且不能自我修复。正邪交争，其结果导致发病与否，“邪胜正”则得病或病情进一步恶化进展，“正胜邪”则不发病或病情趋于好转康复。(图 15）在正邪这个矛盾体中，决定发病与否的主要因素

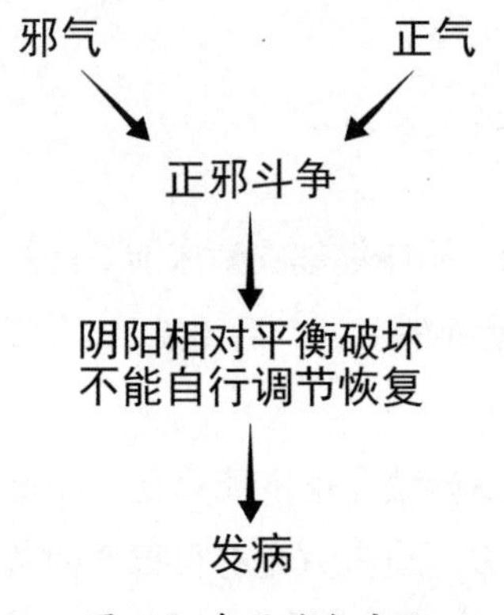

图 15　中医的发病观

是正气的强弱。中医有句话叫“正气存内，邪不可干”。当然我们在诊治疾病时，一定要从正邪两个方面考虑，这也是诊治疾病的一种思维模式。

正气，是指人的抗病能力，抵抗外邪入侵的能力以及自我修复的能力，包括气血的充盛、阴阳的平衡、五脏六腑功能的康健。邪气，就是导致疾病发生的各种原因。如果病是因为生气所得，在治疗上让他开心即可，也许不用药，保持一个积极乐观的心态就是治病的良药；如果病是由于受凉所得，喝一碗姜糖水也许就能解决，不见得非得吃药。疾病是正邪交争导致机体的阴阳平衡遭到破坏，治疗疾病就是用一切办法恢复其“阴平阳秘”的平衡状态。

阴阳平衡可以看作一个坐标图，阴和阳是在上限和下限（中医称之为度）范围内波动，不是恒定不动的，而是一直在进行动态平衡的调整（图 16）。

以发热为例，从阴阳辨证就存在两种情况。如果阳盛，阴还是在这个上限和下限这个正常的范围内波动，患者就会表现为发热，辨证属于实热证，中和掉阳盛即可，临床上多用寒凉的药物

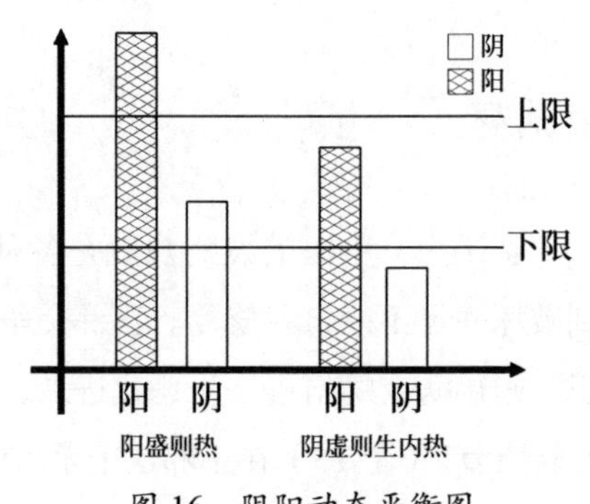

图 16　阴阳动态平衡图

来治疗，即“热者寒之”。另外一种情况就是阳还在这个范围内波动，但阴低于下限，阴阳相对而言也不平衡了，阴少了，阳相对而言也偏盛，照样也可表现为发热，这就是我们说的阴虚则生内热，需要用滋阴清热的方法，补足阴的亏虚，恢复阴阳平衡。

所以说，中医辨证思维不是固定的，方子也不是固定的。人体可以看作是一个可以自我修复的机器，阴阳不平衡，机体自我调整不过来就会发病。所以我们常说“治病必求于本，本于阴阳”，在用药治疗时就是在用药物寒热温凉的偏性来纠正人体的阴阳偏性，以还原“阴平阳秘”的健康状态。

影响健康的因素

影响人体生命健康的因素包括遗传因素、环境因素、卫生医疗条件以及人们的生活方式等诸多因素。这些因素都需要医务人员给患者做一个合理的指导。

一、遗传因素

影响人体生命健康的因素中，大约有10%为遗传因素，中医体质学就可以归属这一范畴。人的体质的特异性往往决定着正气的强弱，决定着人体对某些致病因素的易感性。下面是不同体质的常见健康问题：

1. 气虚体质：疲劳，出虚汗，心慌头晕，气急，睡眠障碍，面无光泽等；易患感冒，内脏下垂，大便稀溏，肥胖，慢性盆腔炎，黄褐斑等病证。

2. 阳虚体质：身体局部或全身怕冷；易患腹泻，肥胖，骨质疏松，关节炎，水肿，痛经，月经延后，性功能低下，性冷淡，皮肤松弛，脱发等病证。

3. 阴虚体质：怕热，口干，大便干结，眼睛干涩、皮肤干，易生皱纹，黑眼圈，白发等一派阴液不能滋润濡养之象；易患失眠，结核病，肿瘤，月经周期短，高血压，高血脂，糖尿病，干燥综合征等病证。

4. 痰湿体质：典型表现为白带过多，面部多油，多汗且黏，痰多，毛孔粗大，黄褐斑，眼袋、肥胖等；易患高血压，糖尿病，高血脂，高黏血证、梗死、月经延后、闭经、痛经等病证。

5. 湿热体质：典型表现为大便黏滞不畅，小便短黄，口苦或有异味，油性皮肤，痤疮，黄褐斑，眼袋等；多见于皮肤病，泌尿生殖系统病，肝胆系统病证。

6. 血瘀体质：典型表现为不明疼痛，以刺痛为主，昼轻夜重，有肿块，肤色晦暗，黄褐斑，黑眼圈，半身不遂等；易患高血压，中风，冠心病，肿瘤，抑郁症，闭经，多囊卵巢综合征等病证。

7. 气郁体质：典型表现为情绪低落或烦躁易怒；易患抑郁症，焦虑症，失眠，月经不调，偏头痛，慢性咽喉炎等病证。

二、环境因素

影响人体生命健康的因素中，大约有 30% 为环境因素。环境因素包括自然环境和社会环境。人们生活与自然、社会变化息息相关，若这种“天人相应”的关系一旦破坏，正邪相争，机体阴阳平衡就会遭到破坏而致病。

1. 自然环境

一方水土一方人，自然环境对人的健康影响举足轻重！《黄帝内经》对此有详细论述，具体见《素问·异法方宜论》

我曾治疗一位突发性耳聋患者，她是土生土长的北方人，在国外完成学业后，到成都的一个大学任教。到了南方以后，尤其成都是一个湿热的环境，再加上她刚到大学不太适应工作环境，情绪波动比较大，气机郁滞，影响肝的功能。外在感受湿热之邪，内在肝失疏泄，气机逆乱，湿热循肝经上扰清窍，导致突发性耳聋。患者随母亲找我诊治，在详细辨证后，我用龙胆泻肝汤加减内服，配合针刺治疗，不到 20 天就完全治愈。这就是自然环境对发病造成的影响，在诊治疾病的过程中需要多加考虑。

2. 社会环境

人在社会中的政治地位、经济状况、文化程度、家庭情况、境遇和人际关系等的改变，均能影响机体阴阳气血的运行，影响人的情志活动而发病。

我曾治疗一个高血压、糖尿病患者，平素嗜食肥甘油腻之品，应酬较多，喝酒不断，又缺乏运动，导致体内浊毒内盛。我用清浊毒的方法，并配合“三分治，七分养”，1 周后患者血压、血糖均正常，很快恢复健康。

三、卫生医疗条件

影响人体生命健康的因素中，约有 10% 为卫生医疗条件的影响。有些地方卫生医疗条件差，人们没有定期检查造成病重而不自知。

我最近遇到这样一个患者，因为受新冠肺炎疫情的影响在家进行隔离，故此没有面诊。有一天电话咨询：这几天每天都发高烧（排除新型冠状病毒感染），并且一到晚上烧得更重，睡不着觉，大便好几天未解，特别干结，胡言乱语，而且非常躁狂，舌红苔黄厚燥腻脉不详。

家属说他以前都很“正常”，就是便秘40多年，平时健壮如牛，一直从事农活。这些症状是最近突发的，因为受疫情的影响不愿到医院检查，曾找过某些人看过风水，无效，用过谷维素等调节神经的药也无效。

我看过其舌头照片，结合症状表现，建议患者一定要去医院检查。经验提示，舌诊显示体内实邪偏重，从症状上来说，大便秘结，这是阳明实热证，高热，热向上熏蒸引发热扰神明，所以出现躁狂，胡言乱语，肺与大肠相表里，故此建议他做腹部和肺部的检查，还有头颅的CT检查。结果检查出来是肺癌已经脑转移，医院病危通知已下，情况不容乐观。

这个患者在农村，医疗条件比较差，而且年纪大的人没有定期体检的意识。如果这个患者定期去体检，也不会发展到现在这样。因此大家一定要定期检查身体，尤其是年纪比较大的朋友更要注意，做到早诊断、早治疗。

四、生活方式

影响生命健康的因素中，约50%都是生活方式的不健康所造成。我们应该如何从生活方式上注意养生呢？《黄帝内经》早已从一年四季上给我们指出了正确的养生之道，遵循这样的调养原则才能达到健康的目的，具体内容见《素问·四气调神大论》。

下面我们从衣、食、住、行方面简单介绍生活方式对健康的影响。

1. 衣：现在的小姑娘爱美，夏天爱穿露脐装、短衣短裤，这样的穿着如果长时间在空调屋里待着，就很容易使腹部受寒，所以这样的小姑娘得宫寒有很多，痛经、多囊卵巢综合征、盆腔积液等妇科疾病也会相继出现。故此女性一定要保护好腰腹部，注意保暖，防止宫寒。

2. 食：现在大家生活条件好了，不愁吃穿，容易造成营养过剩，发生肥胖，体内痰湿瘀滞，从而影响身体健康。高脂血症、高黏血症、高血糖、高血压、肥胖、脂肪肝等，这些都是体内痰湿过剩而引发的疾病。

病从口入，最好的药物就是食物，我们要把吃出来的病吃回去。药物有四气、五味的差异，食物也有寒热温凉、酸苦甘辛咸的不同。春天养肝，适合吃酸味和绿色的食物，如柠檬、韭菜等；夏天养心，适合吃苦味和红色的食物，如苦瓜、西红柿等；秋天养肺，适合吃辛辣和白色的食物，如白萝卜、蒜等；冬天养肾，适合吃味咸和黑色的食物，如黑木耳、黑豆、黑芝麻等。

3. 住：有些病对于居住环境有一定要求，比如荨麻疹患者适合居住在温暖适宜、通风干燥的地方。

4. 行：《素问·宣明五气》有“久视伤血，久卧伤气，久坐伤肉，久立伤骨，久行伤筋，是谓五劳所伤”久行伤筋，指过度行走疲劳，可以损伤筋膜组织。

中医的诊治原则

中医人诊治疾病要把握四个原则——告之、语之、导之、开之，即《灵枢·师传》所说“人之情，莫不恶死而乐生。告之以其败，语之以其善，导之以其所便，开之以其所苦。虽有无道之人，恶有不听者乎”。

1. 告之以其败：指出疾病的危害，引起患者对疾病的重视，使患者对疾病有一个正确的认识。临床中我会把病情发展到什么阶段，是什么原因发展到这个阶段，这一阶段如果不施治疾病会向什么方向发展，以及中医和西医的差异性，现在应该采用什么样的方法等，都向患者或患者家属解释清楚。

但是临床中也有人文方面的因素。例如有的癌症患者，告诉他病情之后如果不能够接受这个事实，很害怕，最后可能不是死于疾病本身，而是死于内心的恐慌；如果他能接受这个事实，积极治疗则是好事。

2. 语之以其善：告诉患者要与医生好好配合，只要治疗及时、措施方法得当，是可以缓解、治愈、康复的，要增强自我战胜疾病的信心。

3. 导之以其所便：劝导、启发患者安心调养，并指出具体治疗的方式或方法。例如我曾经治疗一个结肠癌患者，已经 80 多岁了，多年被这个病困扰，我对她耐心劝导，并向她说明我的治疗方式，让患者能够安心调养。经过针药结合治疗后，患者病情大有好转，最终停药。

4. 开之以其所苦：解除患者畏难情绪以及恐惧和消极的心理。

“导之以其便”和“开之以其苦”，我们在对患者望闻问切采集资料的时候就能跟他交流了，所以我们中医师其实本身应该是一个更好的心理咨询师。只要好好把握这四个原则，中医人就能更好地为患者诊治疾病。

中医的用药原则

中药是用药物的偏性来纠正人体的偏性，以期达到“阴平阳秘”。中医在临床上用药讲究既用其气，又用其味。所谓其气，指四气，又称四性，即寒、热、温、凉。它是由药物作用于人体所产生的不同反应和所获得的不同疗效而总结的。一般来讲，寒凉药分别具有清热泻火、凉血解毒、滋阴除蒸、泻热通便、清热利尿、清化热痰、清心开窍、凉肝息风等作用，主要用于实热烦渴、温毒发斑等一系列阳热证；而温热药分别具有温里散寒、暖肝散结、补火助阳、温阳利水、温经通络、引火归原、回阳救逆等作用，主要用于中寒腹痛、阳痿不举、阴寒水肿、风寒痹证、血寒经闭、虚阳上越等一系列阴寒证。

五味指药物的酸、苦、甘、辛、咸不同的药味。五味不仅仅是药物味道的真实反映，更重要的是对药物作用的高度概括。《素问·脏气法时论》说：“辛散、酸收、甘缓、苦坚、咸软。”

影响用药剂量的因素

中药用药的剂量与两个因素相关，即用药对象和病情轻重。

1. 用药对象

我们只有知道剂量的常才能知道它的变，如《伤寒杂病论》中的方子，就是常量。如果两个患者一个是瘦瘦的小孩子，一个是体型偏胖的成年人，那这二者的药量肯定是不一样的。这点和西医相通，都是根据患者体重来用药。在一个常的基础上可以加量，也可以减量。

2. 病情轻重

疾病时间长或病情重，久治不愈，这时候用小剂量的药，只是杯水车薪，如同用一个小的火柴头去烧一座冰山，只能是徒劳无益。在临床中还往往会造成“惹邪”，通俗讲就是病重药轻。所以在临床中一定要辨准证下猛药，使敌我双方势均力敌，才可以取得效如桴鼓，一改中医在老百姓心中“慢郎中”的形象。

中医不是慢郎中

中医总被误解为“慢郎中”，或者被误解为只能治疗慢性病。殊不知，只要辨证、用药得当精准，中医一样能取得奇效，做到“一剂知，二剂已”。下面通过病例来说明中医不是“慢郎中”。

病例一：一久病头痛患者，曾多次到他处就诊，疗效不佳，在我的诊治下，晚上喝了第一碗药之后第二天头就不痛了，疗效如此之快，使得见证此神奇疗效的患者家属发出以下感叹，并坚定了他对中医的信心。（图 17）

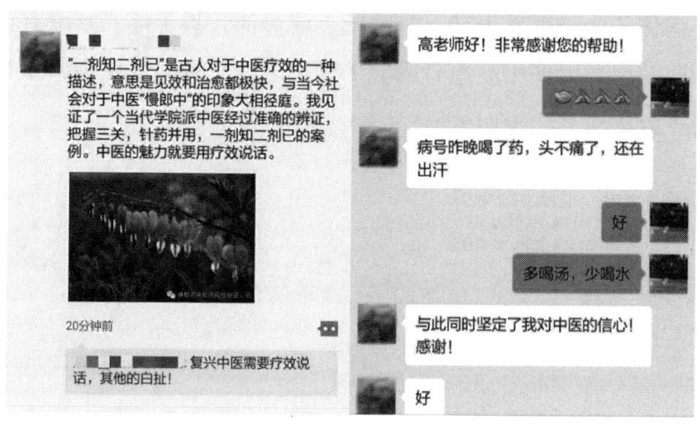

图 17　信息反馈 3

病例二：一高热患儿，家长着急，在微信上急寻我，由于无法面诊，通过家长提供的信息，经过辨证之后开出处方。患儿用药之后，家长反馈说第二天就没有再高热，精神状态也非常好。（图 18）

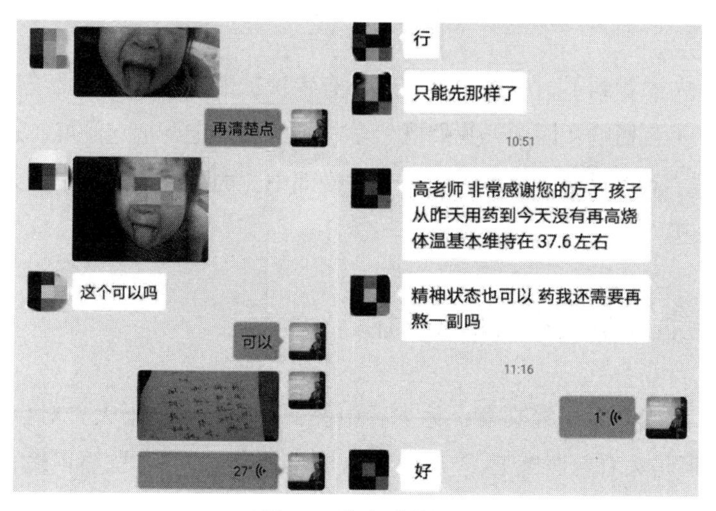

图 18　信息反馈 4

病例三：一感冒患者，打喷嚏，流鼻涕，嗓子疼，咳嗽有白黄痰，眼睛酸，大便干。患者喝完1剂药之后感冒基本痊愈，不打喷嚏也不流鼻涕了。（图19）

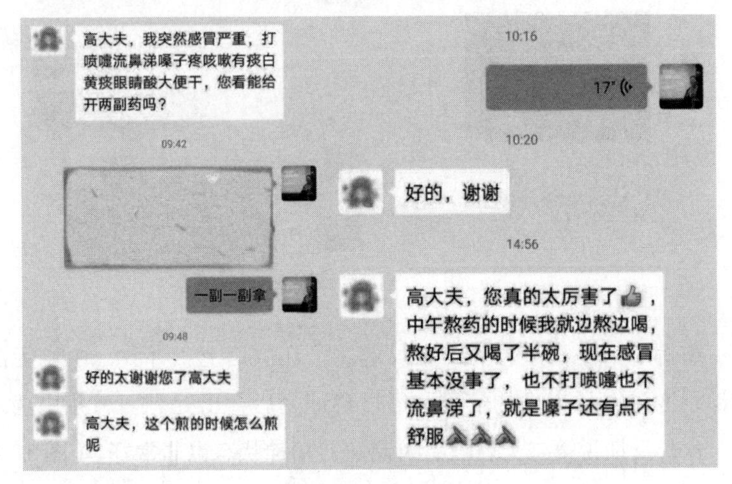

图19 信息反馈5

大家看到了，中医治疗的效果有多快！中医到底是不是“慢郎中”不言而喻。因此，我们既然学了中医就一定要把它学好，还原中医“效如桴鼓”之本色，一改“慢郎中”的形象，需要中医人的辨证实力。

中医也能治疑难病和急重症

我曾看过一篇文章：你去看中医，问完诊后如果大夫对你说：“你还是去看看西医吧。”那说明你是真的有病了。你去看西医，问完诊后如果大夫对你说：“你还是去看看中医吧。”那说明你的病真没救了。看到这篇言论，令身为中医人的我十分痛心。这种言论的背后暴露出两个问题：一是大众对中医的误解和不认可；另一个是部分中医人的医术不够精湛。人们看病最看重的是疗效，如果疗效不好，自然不会再相信中医，就会对中医产生负面影响。因此中医人应该加强自身建设，提高专业技术水平，提高疗效。让大家知道中医不仅能治一般的疾病，也能治疑难病和急重症。

【验案选录】

案1：小儿惊厥急救

2016年1月，我在从北京学习回来的火车上，遇到一个3岁左右的惊厥患儿，当时患儿已处于昏迷状态，白睛上视，情况紧急，在简单了解病情后，当即决定采用刺血疗法，十宣放血，几针下去，黑血随之而出。几秒钟后，车厢内响起了孩子的哭声，惊厥得解，众人纷纷竖起大拇指，感叹中医的神奇，白睛上视、昏迷不醒的孩子就这样得救了！速度就是这么快！通过这一个小病例告诉大家中医照样能治急症。

急则治其标。这个患儿处于昏厥的病理状态，就是《伤寒论》中所说的“凡厥者，阴阳气不相顺接，便为厥”。阴阳不相顺接是昏厥的根本原因，我们只要把它顺接起来就可以了。急救的时候，首先要针刺交接阴阳之气的穴位，人中和十宣穴。“督脉为阳脉之海”，“任脉为阴脉之海”。督脉和任脉交接的地方是人中。打通了督任二脉，阴阳之气就顺接了。另外，根据十二经络的循行，阴阳之气相接于手指端和足趾端，十宣穴就是交接阴阳之气的穴位。所以可以在十宣穴采用刺血疗法，待厥过后再缓则治其本。

案 2：心系病证——冠心病，室性早搏，急性心梗

患者，刘某，男，45 岁。2016 年 1 月 22 日初诊。

主诉：胸闷、心悸间断性发作 5 年，加重 10 天。

现病史：患者因不想做冠脉造影、安支架，遂于 2016 年 1 月 22 日初次前来就诊。刻下：胸闷，心悸，寐可，胃脘堵闷，下午有难以忍受的饥饿感，大便不畅，舌淡暗苔白，脉结代。

既往史：冠心病，胃病，室性早搏，心肌缺血。

处方：瓜蒌 40g，薤白 20g，清半夏 30g，石菖蒲 30g，郁金 30g，柴胡 30g，丹参 20g，赤芍 30g，红花 30g，降香 20g，枳实 40g，厚朴 60g，全蝎 5g，仙鹤草 30g，生龙骨 30g，生牡蛎 30g，茯苓 50g，泽泻 30g，川牛膝 30g。

二诊：2016 年 1 月 30 日。服药后胸闷心悸好转，睡眠可，胃脘堵好转，下午饥饿，大便可。继服上药。

三诊：2016 年 2 月 20 日。服上药后诸症减轻，偶胸闷，胸骨后及胃脘堵闷偶见，余无明显不适，舌淡暗，苔白，脉滑。

处方：桔梗 10g，炙甘草 10g，生牡蛎 30g，泽泻 30g，川牛膝 30g，附子先煎 40g，石菖蒲 30g，郁金 30g，山茱萸 30g，郁金 20g，山茱萸 30g，丹参 20g，赤芍 10g，红花 10g，柴胡 10g，三七 250g。

四诊:2016 年 2 月 27 日。无明显不适，舌淡暗，苔白，脉浮滑。

处方：桔梗 10g，炙甘草 10g，生牡蛎 30g，茯苓 50g，泽泻 30g，川牛膝 30g，附子 50g（先煎），瓜蒌 10g，薤白 10g，清半夏 10g，石菖蒲 10g，郁金 20g，山萸肉 40g，丹参 20g，赤芍 10g，红花 10g，沉香 10g，柴胡 10g。

五诊：2016 年 3 月 5 日。无明显不适，舌淡暗，苔白，中有花剥，脉浮滑。

处方：桔梗10g，炙甘草10g，生牡蛎30g，茯苓10g，桂枝10g，川牛膝20g，附子50g（先煎），瓜蒌10g，薤白10g，清半夏10g，枳实10g，厚朴10g，莱菔子20g，石菖蒲20g，茜草30g，山萸肉40g，丹参20g，赤芍10g，红花10g，石斛10g，天花粉10g，柴胡20g，当归20g，川芎10g。

治疗过程：在辨证分析后采用中医的针药结合治疗，用药效仿李可老中医，突破十八反、十九畏的限制，当用就用！针刺天突、膻中、巨阙、关元，中脘、天枢、足三里、三阴交、内关、公孙。经过1个多月的治疗，到2016年3月5日已无明显不适。后随访一直康健。

案3：心系病证——主动脉硬化，房颤，室性早搏等

患者，张某，男，67岁。2016年3月12日初诊。

现病史：偶尔头晕，视物昏花，颈部发硬，不汗出，精神差，没劲，善叹息，胸闷偶见，气短，动则喘甚，腰酸不疼，小便不畅，大便干稀不调，身上燥热，腿肿，舌淡暗苔白体大，脉弦滑。

既往史：主动脉硬化，左、右心房增大，左室肥厚，二三尖瓣关闭不全，肺动脉瓣关闭不全，房颤，心率57次/分，室性早搏，糖尿病，高血脂，高血压。

治疗过程：患者于2016年3月12日初诊，经1个多月的时间，其间逐步停掉西药，到2016年4月30日无任何不适。分析报告显示，室性早搏从2月24日的24088个降到了9020个，中药停，后随访一直到现在都很好，没有任何不适。

末诊：2016年4月30日。服药后症状不明显，舌淡暗苔白，舌体大，脉弦滑。

处方：生附子50g（包煎、先煎），丹参30g，炮附子130g（先煎），川乌30g（先煎），赤芍30g，红花30g，瓜蒌30g，生半夏40g，薤白40g，木防己30g，葛根90g，牛膝30g，川椒10g，石菖蒲50g，茯苓30g，炙甘草60g，干姜30g。

注：本案不可模仿，生附子包煎、先煎，生半夏需用等量生姜佐治。

案4：心系病证——冠心病支架术后

患者，容某，男，49岁。2016年3月12日初诊。

现病史：心前区刺痛，躺平不适，烧心，胆小，头疼1周，头晕，手心燥热，颈项强，小便黄、浑浊，眼睛花、双影，腿沉，脚凉，易患口腔溃疡，消化一般，舌红苔白，右脉寸关浮、尺弦，左脉细滑。

既往史：冠心病支架术后（前降支），高血脂，脂肪肝，胃炎，十二指肠溃疡，胆囊炎，肝功能异常。

处方：瓜蒌30g，清半夏20g，薤白30g，柴胡50g，桂枝20g，生龙骨10g，生牡蛎10g，泽泻30g，牛膝20g，郁金10g，茯苓30g，丹参60g，金钱草30g，车前草30g。

二诊：2016年3月30日。服药后心前区刺痛减轻，躺平不适好转，烧心，胆小眼睛花，双影，腿沉，脚凉好转，易口腔溃疡，消化一般，舌红苔白脉右寸关浮，尺弦，左弦滑。

处方：石菖蒲40g，清半夏30g，薤白40g，柴胡60g，黄芩20g，黄连5g，桂枝20g，生龙骨10g，生牡蛎80g，泽泻40g，牛膝20g，郁金10g，茯苓30g，丹参70g，金钱草30g，车前草30g，白芍40g，炙甘草10g，红花10g，炮附子先煎10g，鸡血藤30g，当归

20g，枳实 30g，厚朴 30g。

三诊：2016 年 5 月 17 日。无明显不适，烧心，舌红苔白，脉沉缓。

处方：炮附子 110g（先煎），制川乌 20g（先煎），干姜 30g，炙甘草 30g，瓜蒌 50g，薤白 30g，生半夏 30g，麻黄 5g，丹参 60g，地龙 10g，牡丹皮 10g，桃仁 20g，延胡索 20g，党参 30g，枳实 30g，莱菔子 20g，炒谷芽 20g，当归 20g，浙贝母 10g。

治疗过程：患者从 2005 年进行心脏前降支的心脏支架术后，多年来一直身体不适。于 2016 年 3 月 12 日初诊，喝中药治疗 1 周后，3 月 30 日复诊：心前区刺痛减轻，躺平不适好转。5 月 17 日复诊：诸多症状只剩偶尔烧心，其他无明显不适。随访至今康健。

案 5：心系病证——冠心病

患者，张某，女，55 岁。2016 年 7 月 23 日初诊。

现病史：汗出多，有劲，难以入睡，易醒，多梦，大便黏腻、不成形，夜尿多，1 ～ 2 次，舌淡暗，苔白腻，脉沉缓无力。

既往史：冠心病，子宫肌瘤术后，高血脂。

处方：生黄芪 50g，生白术 30g，防风 10g，藿香 10g，佩兰 10g，茯苓 50g，泽泻 30g，炮附子 30g（先煎），干姜 10g，桂枝 20g，白芍 20g，生龙骨 30g，生牡蛎 60g，黄连 10g，枳实 10g，陈皮 10g，生半夏 10g，牛膝 20g，乌药 10g，茵陈 20g。

二诊：2016 年 7 月 30 日。服药后汗出通畅，感觉口中有津液，难以入睡减轻，易醒醒后可入睡，多梦，大便稀，不成形，夜尿可，舌淡暗，苔白腻减轻，脉沉缓。

处方：生黄芪 50g，炒白术 30g，防风 10g，藿香 10g，茯苓

50g，泽泻30g，炮附子30g（先煎），干姜10g，桂枝20g，白芍20g，生龙骨30g，生牡蛎60g，黄连10g，枳实10g，陈皮10g，生半夏10g，牛膝20g，乌药30g。

三诊：2016年8月6日（调心脏）。无明显不适，舌淡暗苔白，脉弦滑，右沉缓。

处方：瓜蒌50g，薤白40g，生半夏30g，炮附子30g（先煎），干姜30g，炙甘草30g，枳实30g，柴胡30g，当归20g，桃仁20g，桂枝20g，生龙骨30g，生牡蛎60g，石菖蒲50g，茯苓50g，生黄芪50g，防己20g，焦神曲30g，莱菔子20g。

四诊：2016年8月13日（调心脏）。无明显不适，舌淡暗苔水滑，脉弦滑，右沉缓。

处方：瓜蒌30g，薤白20g，生半夏30g，炮附子50g（先煎），干姜40g，炙甘草30g，枳实30g，柴胡10g，当归20g，桃仁10g，桂枝20g，红花10g，生龙骨10g，生牡蛎60g，石菖蒲50g，茯苓50g，泽泻30g，川牛膝30g，生黄芪50g，防己20g，焦神曲30g。

治疗过程：患者于2016年7月23日初诊，治疗2次后，8月6日患者无明显不适，接下来2周调理心脏，巩固疗效。

案6：肾系病证——肾病综合征

患者，孙某，男，14岁。2016年9月14日初诊。

现病史：乏力，小便黄，浑浊，大便干，1天1次，颜面浮肿，手脚憋胀，下肢凉，脚凉，但头汗出，咽红，舌红有芒刺、根花剥，脉弦滑。

处方：生麻黄30g，苍术50g，木瓜30g，川牛膝30g，黄柏20g，黄连30g，茯苓50g，生白术60g，金钱草90g，白茅根30g，枳实

10g，厚朴 30g，鸡血藤 30g，金银花 10g，土茯苓 30g，焦神曲 30g。

二诊：2016 年 9 月 28 日。尿蛋白转阴。服药后小便黄减轻，但头汗出，扁桃体大，舌红有芒刺，脉弦滑。

治疗过程：该患者肾病多年，2008 年初患肾病综合征（蛋白 +++），曾进行肾脏移植术，后乏力，诸症不减，激素量剧增，蛋白（+++）至（++++）。于 2016 年 9 月 14 日前来就诊，治疗 2 周后尿蛋白转阴。

案 7：脑垂体瘤

患者，董某，男，31 岁。2016 年 4 月 26 日初诊。

现病史：脑垂体瘤术后，全身憋胀水肿，杵状指，乏力，头昏沉不清，手脚凉多年，腰酸痛，汗出少，寐可，纳少，二便可，舌淡红苔白，脉沉缓无力。

处方：炮附子 30g（先煎），干姜 30g，炙甘草 30g，桂枝 40g，当归 40g，赤芍 20g，细辛 20g，通草 10g，生麻黄 20g，鸡血藤 30g，泽泻 30g，茯苓 50g，生白术 30g，莱菔子 20g，炒谷芽 10g，炒麦芽 10g，牛膝 20g，葛根 30g，红花 10g。

二诊：2016 年 5 月 3 日。服药后腹泻水样便，每日 3 ～ 7 次，臭秽，乏力，头昏沉不清，手脚凉好转，腰酸痛，寐可，纳少，二便可，舌淡红苔白脉沉缓无力。继服上药。

三诊：2016 年 5 月 10 日。服药后腹泻消失，全身憋胀消失，手指显瘦，手脚已热，乏力好转，头昏沉不清好转，腰酸痛，寐可，纳少，痰中有血丝，舌红有瘀点，苔白根甚，脉沉缓有力。继服上药。

四诊：2016 年 5 月 31 日。服药后乏力好转，腰酸痛好转，痰中有血丝，舌红有瘀点，苔白根甚，脉沉缓有力。主方不变，随证加减用药，方略。

中间略。

末诊：2016年9月7日。大便黏腻，余无明显不适，舌淡红苔白，脉弦滑。

处方：茯苓50g，生白术60g，泽泻30g，牛膝30g，炮附子90g（先煎），黄柏30g，蛇床子10g，车前子30g，枸杞子30g，菟丝子30g，巴戟天30g，仙茅30g，苍术50g，桂枝20g，当归30g，细辛40g，通草10g，鸡血藤30g，木瓜30g，莱菔子20g。

治疗过程：患者于2016年4月26日初诊，治疗前精神状态非常差，医院无法治疗，遂来我门诊治疗。经过四个多月的治疗，患者精神状态非常好，无明显不适。随访已结婚生子，康健。

该患者在初诊后出现腹泻现象，为瞑眩反应，好转反应。分析其原因为体内寒湿太盛，用热药后，寒冰得解，随二便而出，但需提前与患者沟通。这种瞑眩反应是药到病除的绝好现象，说明用药直中靶点。

案8：乳腺癌术后

患者，马某，女，33岁。乳腺癌术后，化疗一次后于2017年5月13日二诊。初诊在河北省中医药科学院诊治，信息丢失。

现病史：乳腺癌术后，化疗一次，脱发严重，乏力，精神差，指甲、颜面发黑，纳可，寐差，睡不实，大便稀，小便不畅，月经闭，舌淡暗有瘀斑，苔水滑，脉浮滑。

处方：炮附子70g（先煎），干姜30g，炙甘草30g，白芷20g，生牡蛎30g，瓦楞子10g，茯苓50g，泽泻30g，白术60g，清半夏

40g，白茅根 30g，柴胡 60g，黄芩 10g，川楝子 10g，当归 40g，山萸肉 60g，生龙骨 30g。

三诊：2017 年 5 月 24 日。服药后诸症减轻，纳可，大便干，月经未至，舌淡暗有瘀斑，苔白腻，脉浮滑。

处方：炮附子 90g（先煎），生附子 10g（包煎、先煎），干姜 30g，桂枝 20g，茯苓 50g，白术 60g，海藻 30g，生曲 30g，茜草 20g，白芍 30g，当归 40g。

四诊：2017 年 6 月 17 日。服药后各种方面都好，头发乌黑，面色有光泽，月经至，血块多，痛经显，舌淡暗有瘀斑苔白，脉浮而无力。

处方：炮附子 110g（先煎），生附子 50g（包煎、先煎），乌药 30g，石菖蒲 50g，郁金 30g，桂枝 40g，补骨脂 30g，菟丝子 30g，淫羊藿 30g，川芎 60g，当归 40g，生黄芪 90g，茯苓 50g，泽泻 30g，苍术 30g，川牛膝 30g。

治疗过程：乳腺癌术后，化疗 1 次后于 2017 年 5 月 13 日前来就诊，治疗 1 个月后，6 月 17 日复诊时，各方面都好，头发乌黑，面色有光泽，患者一直没有口唇发麻的感觉。随访至今，各种方面均好，只是在每年春季肝当令时服中药 1 ～ 2 次，每次 7 天，中间有何不适，再随症治疗。

案 9：精神分裂症

患者，冯某，女。2016 年 5 月 21 日初诊。

现病史：12 年前冬天走夜路后出现精神分裂症，胸闷心悸，颈项强，夜间精神亢奋，幻听，目光呆滞，月经后推，血块多，大便 2 ～ 3 日一行，小便不详，舌淡紫暗，苔厚腻，脉不详，拒诊。

处方：生铁落 60g，胆南星 60g，酒大黄 60g，枳实 30g，厚朴

30g，生龙骨 30g，生牡蛎 60g，柴胡 120g，石菖蒲 50g，郁金 30g，生石膏 90g（包煎），紫石英 30g，桃仁 30g，芒硝 10g。

二诊：2016 年 8 月 3 日。服了两剂药，拒服。后住院治疗，纯西医治疗，效不佳，出院后症状越来越重，打骂人不解。突然有一天，患者自己主动要求吃中药，遂家属赶紧带其来就诊。

处方：炒莱菔子 20g，炒谷芽 10g，炒麦芽 10g，桃仁 30g，生铁落 60g，胆南星 60g，酒大黄 30g，枳实 30g，厚朴 30g，生龙骨 30g，生牡蛎 60g，柴胡 120g，石菖蒲 50g，郁金 30g，生石膏 90g（包煎），紫石英 30g，桂枝 40g，吴茱萸 30g。

三诊：2016 年 8 月 10 日。服药后症状明显好转，自愿服药，舌淡紫暗苔白，脉沉细滑。

处方：桃仁 20g，芒硝 5g，生铁落 50g，胆南星 50g，酒大黄 50g，厚朴 30g，柴胡 60g，生牡蛎 60g，紫石英 30g，菖蒲 30g，郁金 30g，吴茱萸 30g，炒莱菔子 20g。

治疗过程：患者于 2016 年 5 月 21 日初次就诊时，拒诊，不配合治疗，当时针刺十三鬼穴，但仅刺 4 ～ 5 个穴位就反抗明显，三四个男生都按不住，针刺无法继续，回家。2016 年 8 月 3 日到 8 月 10 日服了 2 剂中药后，已经可以配合治疗，服药后症状明显好转，自愿服药。但由于家庭环境因素，夫妻不和，病情反复，所以治疗此类精神疾患一定要结合“三分治七分养”，生活方式、情志、环境，整体配合，方可痊愈。

案 10：妇科疾病

患者，女，40 岁。2017 年 8 月 19 日初诊。

现病史：白带呈豆腐渣样，略痒，手心烫，大便黏腻，2 ～ 3 天一次，舌淡暗苔白腻，脉弦细。梅毒抗体阳性，TPPA（+）。

处方：柴胡 60g，黄芩 40g，黄连 30g，土茯苓 60g，半夏 50g，枳实 30g，厚朴 60g，生薏苡仁 60g，金银花 30g，酒大黄 50g，生甘草 10g，茯苓 30g，生白术 30g，益母草 30g，红花 10g，桂枝 20g。

二诊：2017 年 8 月 26 日。服药后白带豆渣样带下明显减轻，手心烫依旧，大便 1 日一行，黏腻消失，左侧少腹偶跳痛，小便黄，舌淡暗苔白腻，脉弦细。

处方：柴胡 60g，黄芩 40g，黄连 30g，土茯苓 70g，半夏 70g，枳实 10g，厚朴 60g，生薏苡仁 60g，金银花 20g，酒大黄 50g，生甘草 10g，茯苓 30g，白茅根 30g，生黄芪 30g，防己 20g，当归 40g，赤芍 20g，益母草 30g，泽兰 10g，红花 10g。

三诊：2017 年 9 月 2 日。诸症消失，舌淡暗苔白，脉弦细。

治疗过程：患者于 2017 年 8 月 19 日初诊，治疗一次之后，白带豆腐渣样明显减轻，大便可。又治疗一次，到 9 月 2 日，诸症消失。由于所留信息有误，后电话随访无法进行，应当是康健。

我在临床上治疗的各种类型的病例还有很多，在此不一一列举。大家也看到了，这些患者经过中医治疗后，疗效都很好，可见中医也能治急症、治重症。

学习中医的方法——八字方针

在中医的学习过程中，没有什么捷径，需要脚踏实地，一步一个脚印，治病救人来不得半点马虎。中医人的成长之路更是艰辛的，需耐得住寂寞，当别人在旅游或和朋友享受生活的时候，中医人可能正在学习中医经典。有朋友问我你不累吗，我的回答是不累！把学习中医当成一种任务、一种负担来看可能就会感觉累，要是带着兴趣学就是享受。在此沉淀下来学习的过程中，我感觉中医太好了，博大精深，但要善体悟性，才能体会到中医的奥妙所在。

我在学中医的过程中，要说有什么所得的，就是我总结的八字方针：博学、强记、慧悟、通达。这或许可以说算得上是中医人的成长捷径。

第一，博学。

这里的博学就是熟知中国的各种文化，取其精华，做到融会贯通，为我所用。一定要独具慧眼，用中医的思维来观察生活中事物和现象的发生发展规律，应用到中医诊治各个病证的过程中去。这就是我们常说的从实践中来到实践中去。

生活处处皆学问，尽信书不如无书。打个生活中简单的比方，我们看过《青春期撞上更年期》这部剧，在临床中诊治青春期与更年期患者时，要考虑人的生理年龄对疾病的影响，结合中医知识进行相应的辅助治疗。

第二，强记。

强记其实就相当于我们往计算机里输入程序，最基础的东西必须强记。积累多了自然就会手到擒来，需要时才可抽出我们想要的信息。

例如：我在治疗一个抑郁症患者的过程中就是个很好的例子，临床症状就是患者白天头昏昏沉沉不清楚，就想睡觉，晚上睡不着，眼皮沉眼睁不开，心烦热，不愿与人交流，脉象沉细。当时在诊病的过程中我脑子里马上反馈出六经辨证中的条文，《伤寒论》少阴病的提纲第 281 条“少阴之为病，脉微细，但欲寐”，还有 301 条“少阴病，始得之，反发热，脉沉者，麻黄附子细辛汤主之”。脉证相合，麻黄附子细辛汤为主方加减 1 剂，用后患者症状减轻了 80%，这就是强记后应用的准确性和神效。

中医其实要记的东西不多，主要是悟，但是基础的必须强记，例如经典条文，但是强记后必须领悟，正如《论语》所说："学而不思则罔，思而不学则殆。"背会了必须得理解到位才能转化成自身的知识，形成自己的辨证思维体系。

第三，慧悟。

中国经典俗语：急中生智，定能生慧！学习中医不单纯的静，还得把心沉淀下来。现在的社会非常浮躁，没必要非得追求"采菊东篱下，悠然见南山"那种环境的幽静，在这个浮躁的社会，要保持内心的安静更重要，需用心感悟中医！

例如：我由衷地感悟到调治不孕，怀孕如种地！领悟了种地的学问后，那就需要用到中医不孕不育病证的诊治中去。（图 20）

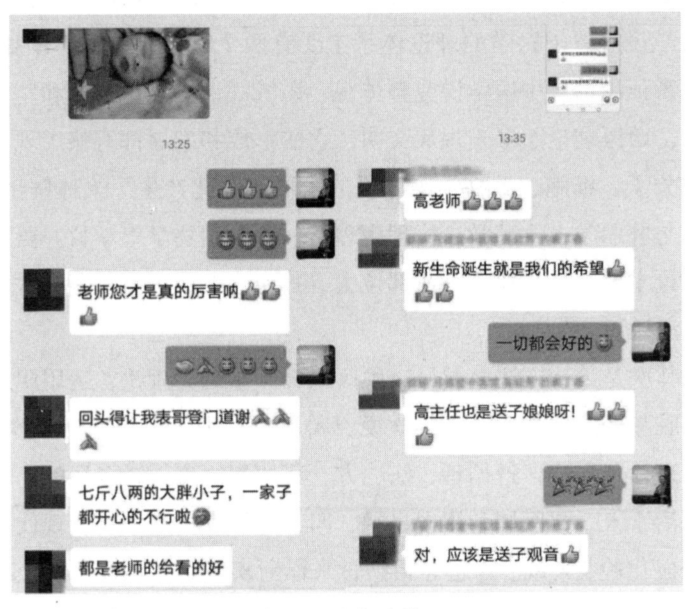

图 20　信息反馈 6

第四，通达。通达就是要把感悟到的理论和临床中的病例结合到一块去。还以怀孕（种地）为例：地寒就相当于宫寒，寒者温之即可；地里垃圾太多，痰湿瘀血内停祛邪即可；地硬疏肝健脾即可（木疏土）；缺乏肥料，培补脾肾补养气血，并疏通道路即可。

中西医差异

中医学与西医学都是一门独立的科学理论体系，都是研究疾病的发生、发展、诊断、治疗、预后与转归的科学。二者的区别在于理论、诊治方法和药物不尽相同。

首先是理论之差异。中医理论起源于中国古代，受古代哲学的唯物论和辩证法影响，从而形成阴阳学说、五行学说、经络学说、藏象学说等。中医学的理论体系主要有两个特点，一是整体观念，二是辨证论治。中医学讲究整体观、系统观，更注重部分和整体的联系。西医理论起源于现代文明，它的形成和发展都有赖于现代科技、分子、细胞、生物学等学科的发展，因此产生了人体解剖学、组织与胚胎学、生理学、病理生理学、分子生物学等学科。西医学的理论主要是从具体器官或部位去寻找疾病的原因和机制，这是我的粗浅认识。

其次是诊治方法之差异。中医以中医基础为理论，运用阴阳五行、脏腑经络、气血津液等学说，利用望、闻、问、切四诊合参的方法来诊断疾病，遵循理、法、方、药的程序来选择合适的药物从而施治于人。西医则利用视、触、叩、听物理检查方法和现代科技如抽血化验、X 线、B 超等相结合来诊断疾病。在治疗目的上，中医以治本为主，标本兼治。西医以治病为目的。在治疗方法上，中医治病的方法有很多，主要是内治和外治相结合。内治主要指中药，外治则包括针灸、推拿、理疗等各种适宜技术，并强调“三分治七分养”，调养结合。西医则是用西药（化学类天然药物和合成药物）和手术治疗等来对症治疗。

再次是药物之差异。中药主要是通过传统的动植物经炮制、锻造等方法加工出来的，用中药的偏性来纠正人体的偏性达到治愈的目的。西药包括有机或无机的化学药品，以及生物制品，治疗作用较局限，只能针对一个方面进行治疗，并且有较多的副作用，包括肝肾功能的损害以及白细胞减少等，几乎未考虑到患者全身功能的相互影响。

中西医有各自不同的诊疗思维，并行不悖，在一定程度上可以相互取长补短，共塑健康。

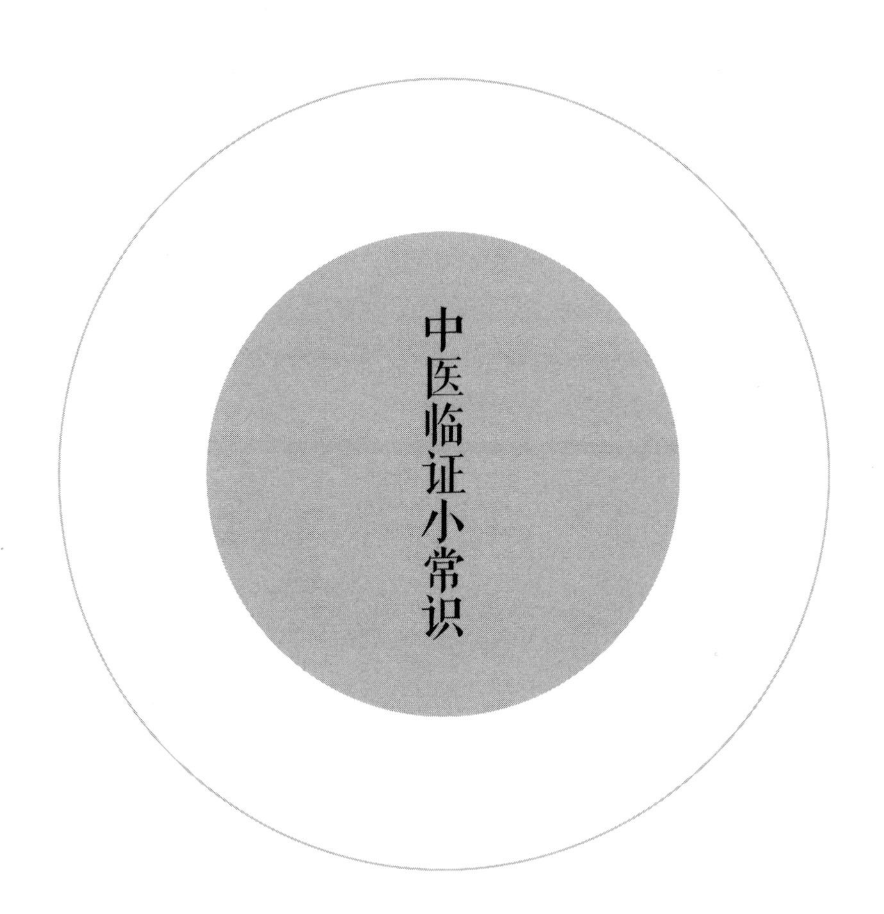
中医临证小常识

中医治未病

中医早就有“治未病”理论，包括未病先防、既病防变以及防止疾病的复发。但是随着科技的发展，能够更好地做到早期预防、早期诊断、早期治疗，给人们健康的防护带来更多的便利，防重于治尤显重要。

1. 未病先防：是指在未病之前，先行采取各种措施，做好预防工作，以避免疾病的发生。

2. 既病防变：指的是在疾病发生的初始阶段，应力求做到早期诊断，早期治疗，以防止疾病的发展及传变。

疾病的传变都是由浅入深，凡疾病的传变，一般都是由浅入深，并可由这一脏腑或经脉，传至另一脏腑或经脉。所以，疾病发生后则应早期诊断、早期治疗，以防止疾病的发展。《金匮要略》有“见肝之病，知肝传脾，当先实脾，四季脾旺不受邪。”这是既病防变法则的具体应用。

3. 防止疾病复发，包括情志、饮食、药物等方面。

情志致复发，指疾病初愈，因情志失调而引起疾病复发。情志刺激能直接损伤脏腑功能活动，导致气机紊乱，气血运行失常，使疾病复发。临床中失眠、癔症、梅核气等病易受情志刺激导致疾病复发。因此应保持积极向上、乐观的心态。

饮食致复发，指疾病初愈，因饮食失宜使疾病复发，尤其是脾胃病和过敏体质。如海鲜可使瘾疹和哮喘等复发，过食辛辣刺激的食物可使痔疮复发。因此应该更加注重饮食调理。

药物致复发，指病后滥用补剂，或药物调理失当，使疾病复发。在疾病初愈阶段，辅之以药物调理应遵循扶正勿助邪、祛邪勿伤正的原则，若滥用补剂则会导致虚不受补或壅正助邪。因此应该合理用药。

中药常见剂型的选择

剂型，是在方剂组成之后，根据病情的需要和药物不同的性能，加工制成的一定形态的制剂形式。临床中常用的中药剂型有汤剂、散剂、丸剂、现代配方颗粒等。不同的剂型适用于不同的病。

1. 汤剂

汤剂是中药经煎煮、去渣处理剩余的药汤。吸收快，药效强，方便加减，但是携带不便，口感欠佳。在临床中广泛应用，尤其是一些病情复杂的疑难重病、急症。

李杲曰："汤者荡也，去大病用之。"从力量上讲，扫荡之势非常强，也就是从发挥作用上讲，汤药来得非常凶猛，有扫荡之势。我在临床中接触疑难重症的患者比较多，故侧重选择使用汤药。

曾经治疗一个股骨头坏死患者，拄着拐杖过来，治疗了六周，一周一次，就让他摆脱了拐杖。

2. 散剂

散剂是药材粉碎，混合均匀，制成的粉末状制剂。制作简便，吸收较快，便于携带与服用。临床上可用于发热、腹泻等急性疾病的治疗；局部还可以外用。

"散者散也，去急病用之。"散剂吸收快，可用于发热、腹泻等急性疾病的治疗。"丸者缓也，不能速去之，其用药之舒缓，而治之意也"。

3. 丸剂

丸剂是药物研成的细粉或药材提取物，加适量黏合剂，制作而成。有蜜丸和水丸、糊丸和蜡丸等。药缓力专，药效持久，便于携带。在临床中适用于一些慢性疾病。

丸者，力量比较缓，所以在治疗一些慢性病的过程中，需要药物治疗一段时间，就要用到丸药或者散药。比如治疗子宫肌瘤可吃一些丸药。

注：紧急情况下，丸药灵活应用可有汤药的效果。

曾经治疗一个结肠癌的患者，当时情况紧急，来不及抓药再去熬药，这时我用的桂附理中丸。桂附理中丸一般是一次吃一丸。这时我是如何将丸药变成汤药的呢？取桂附理中丸 5 丸，研碎混合热水就成了中药汤，患者喝下去之后就感觉从嘴巴这里下去都热乎乎的，效果就是这么快。

4. 中药配方颗粒

中药配方颗粒是药材提取物与适宜的辅料或药材细粉制成的干燥颗粒剂型，服用和携带都很方便，现代临床应用较为广泛。

另外，还有膏剂、酒剂、酊剂、露剂等等，在此不一一详解。

取象比类：从肠道谈便秘

影响便秘的不仅仅是肠道方面，还有其他脏腑的影响。从肠道方面便秘分为津枯肠燥型（水少型）、痰湿壅盛型、动力不足型、与寒交结型、与热交结型、宿便堆积型。

1. 津枯肠燥型（水少型）

致病原因：胃肠道津液亏损，大便干结，形成便秘。如图，肠道相当于航道，糟粕是船，水少则搁浅，是以“无水舟停”。（图 21）

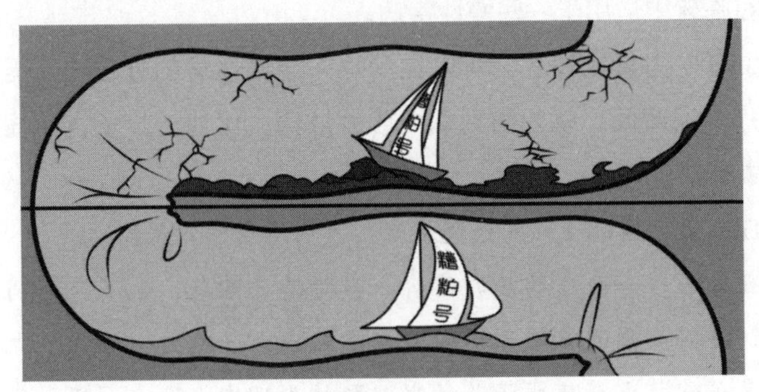

图 21　便秘形象图 1（津枯肠燥型）

《兰室秘藏·大便结燥门》谓：“若饥饱失节，劳役过度，损伤胃气，及食辛热厚味之物，而助火邪，伏于血中，耗散真阴，津液亏少，故大便燥结。”

治疗方法：“无水舟停”当以“增水行舟”，例如增液汤。

2. 痰湿壅盛型

致病原因：多食肥甘厚味，痰湿壅盛，湿热下注，使得圆润、通畅的肠壁上附着厚厚的油以及垃圾。（图 22）

治疗方法：我们会选择“祛油”，例如浊毒清就可以“祛油”。

取象比类，厨房下水道总是容易堵，这时要怎么办呢？有生活经验的人可能知道，可以倒上一盆热水，把管壁上附着的油给化开，下水道就通畅了。

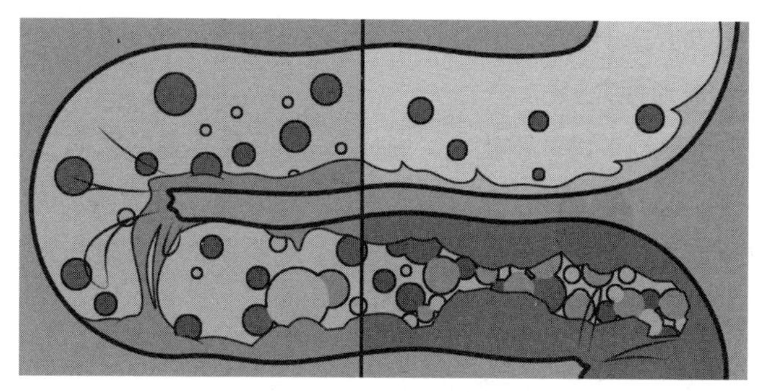

图 22　便秘形象图 2（痰湿壅盛型）

张仲景早在《金匮要略·痰饮咳嗽病脉证并治第十二》篇提出“病痰饮水者，当以温药和之”。水为阴邪，易伤阳气，阳气伤则阳虚阴盛，饮邪停积。故以振奋阳气为主。

3. 动力不足型

致病原因：向下推导的力量不够，动力不足，糟粕内停，则会导致便秘。（图 23）

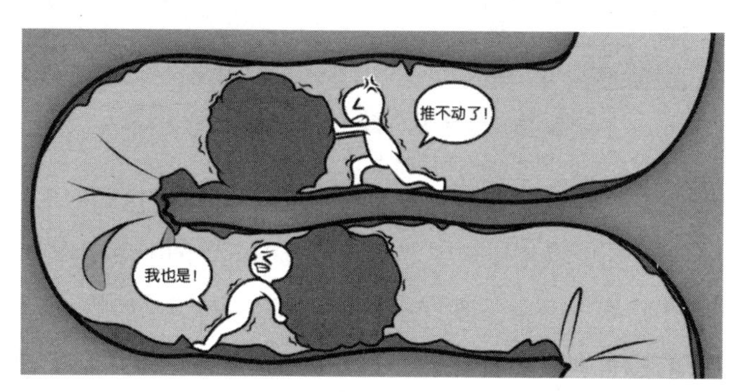

图 23　便秘形象图 3（动力不足型）

治疗方法：西医可用促进胃肠蠕动的药物，如吗丁啉。中医建议使用润肠通便丸。

《黄帝内经》讲“阳化气，阴成形”，明代著名的医家张景岳也认为：“阳动而散，故化气，阴静而凝，故成形。”有形的、看得见、摸得着的称为阴，无形的、看不见的、摸不着的称为阳。大便是静止的实物，自身并不会动，需要借助动力。

4. 与寒交结、与热交结型

致病原因：大便是有形的东西，易与寒、热交结，这就是寒热交结型便秘，分为寒秘、热秘。（图 24）

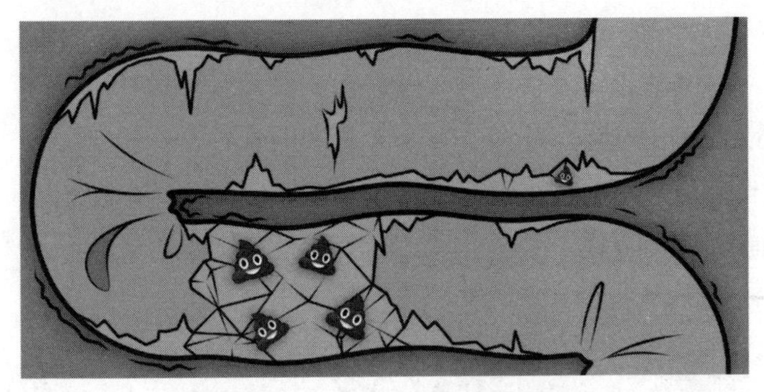

图 24　便秘形象图 4（与寒交结型）

治疗方法：中医上讲，当与寒交结时，需要用热药；与热交结时，需要用寒药。这正体现了“治病必求于本”的中医治疗原则。

我们在临床上经常发现许多患者不清楚自己属于哪一类型的便秘，如有的患者属于冷秘，却一直在服用泻热通腑的大黄、番泻叶等药物，过用寒凉药则会损伤脾阳，可能会拉肚子，有人觉得这是好事儿，虽然能够暂时缓解症状，但是会导致之后便秘进一步加重。

中医上虽讲“非寒不泻”，但是久用寒凉类的泻药，会使肠道过寒，寒重后就会凝结成冰块，肠道内津液变少，冰块越来越多，肠道越来越窄，最后堵死，加重便秘，形成恶性循环。所以弄清自己属于哪一种便秘非常重要。

5. 宿便堆积型

致病原因：肠道内大便堆积过多，生活中饮食习惯不好，饥一顿饱一顿，消化不好，或吃得过多，结果造成肠道宿便堆积。（图25）

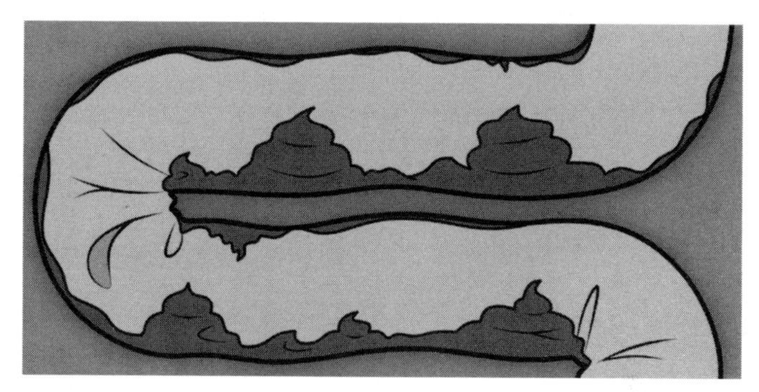

图 25　便秘形象图 5（宿便堆积型）

治疗方法：建议可以选择消食化滞的中成药，比如保和丸、四磨汤等等。

在临床中经常能见到，有的人大便不通畅，就会到药店去买泻药，比如芦荟胶囊，或者用番泻叶泡水等，这些方法都是不可取的。

长期服用泻药，会产生严重的药物依赖性，进而转为顽固性便秘。刺激性泻药中含有“蒽醌”的化合物，长期使用可能会导致结肠黑变病。什么是结肠黑变病？通俗地讲就是肠道的癌前病变，再往下发展，就会有癌变的可能。长期服用泻药会使肠道生态内环境遭到破坏，菌群失调，肠腔内正常 pH 值发生改变，肠道所分泌的大量水分丢失，患者会出现腹泻症状，严重者甚至可以导致脱水。所以平时大便不通畅，或大便不正常，大家千万不要盲目地用泻药，要辨证对症用药。

湿气从哪里来，又该如何祛除

老百姓经常说的“湿气”是怎么回事呢？湿气是从哪里来的呢？又该怎么祛除呢？要想很好地理解“湿气”的相关问题的话，就要从中医体质中的痰湿体质去理解。

痰湿体质是九种体质中的一种。老百姓经常说的“湿气”，在中医体质学说中就多见于痰湿体质。痰湿，也就是湿气特别重，这是大家关注的一个话题。

一、痰湿体质

（一）形成因素

痰湿体质是怎么形成的呢？有遗传方面的先天因素的影响，也有后天的环境因素的影响，在后天的影响上又包括自然环境的影响和社会环境的影响。

1. 遗传因素

痰湿体质来源于我们的父母，遗传因素占一部分因素，这是先天因素的影响。

2. 环境因素

环境因素包括社会环境和自然环境，这是后天因素的影响。

（1）自然环境：比如说成都是一个非常潮湿、湿热的环境，一方水土一方人，所以那里的人就需要吃辣椒。为什么成都人爱吃辣呢？因为辣能够燥他们体内的湿，湿就会缓解。这就是自然环境因素造成的影响。

（2）社会环境：社会环境造成的影响，比如说在兵荒马乱的年代，人们吃不上饭，饿得面黄肌瘦、瘦骨嶙峋的。可是现在是太平盛世，没多少吃不饱穿不暖的，大部分都会吃多了吃撑了，吃得体内代谢产物过剩了，体内代谢产物的堆积就会造成疾病的产生。体内代谢产物堆积过多，其中既是病理产物又是致病因素的，只有痰湿和瘀血。结石也算是痰湿的一种。

形成了特定的体质，这种体质，从医学的角度上来说，其实就是一个特定的、稳态结构的一个病理的状态。而这种病理的状态，是相对而言比较稳定的，所以一般情下不容易突破。但是也不是不能突破。因为先天因素占一定的影响，而后天的因素还有一定影响的，如果我把后天的因素给他改变了，这种体质照样也能够纠正过来。

（二）影响因素

影响痰湿体质的因素，主要有饮食因素、生活习惯和年龄因素。

1. 饮食因素

这几年大家都注重养生了，现在好一点儿，不像早些年的时候，我只要去北京，满大街都能看到小胖子。那几年的时候，大家生活条件开始好了，刚开始家长们一想着带着孩子吃好吃的，就会想到去吃肯德基快餐，吃多了就会变胖，“肥人多痰湿”，这就是营养过剩所造成的这种痰湿体质。

2. 生活习惯

不好的生活习惯会造成痰湿体质。例如：白天我忙了一天了，一天三顿都是在外面吃的，晚上回到家后，我就愿意一家人一起再吃个夜宵，或者临睡之前我再加一餐，这种不好的生活习惯就会慢慢形成痰湿体质。

小贴士：夏天天气热的时候，人们就爱出去吃个夜宵，比较喜欢喝啤酒吃着羊肉串，慢慢地体内的痰湿就形成了，容易导致人们肥胖，形成痰湿体质。所以我们要避免这种不良的生活习惯。

3. 年龄因素

肾中精气的盛衰决定一个人的生、长、壮、老、已这个过程。人的生命过程就像一个正弦曲线似的，女子是以七为主，男子以八为主。

以女子为例，28 岁之前，随着肾中精气的充盛，机体功能越来越强盛；到女子四七，28 岁时达到一个鼎盛阶段；有的人说，这人早早就去世了，这是因为他的肾气不好，以及他外在环境的影响等因素。到 28 岁往后，就开始走下坡路了。“走下坡路”指的是整个机体功能的状态，随着年龄的增长，机体的功能也会随之衰退。脏腑功能衰退了，体内的代谢产物，痰湿和瘀血就不好清出来了。

所以随着年龄的增大，老年人的病不是很好治，因为老年人的病比较杂。为什么比较杂呢？这就是中医中老年人的一个特点：老年多虚，老年多瘀。“老年多虚”，最主要的是指脏腑功能的衰退所以造成的虚，也就是他自身不能够产生充足的阴阳气血来供应机体所造成的虚证，而“老年多瘀”指的是体内的代谢产物排不出来了，瘀滞于体内所造成的。

（三）症状表现

我们经常会听别人说“你湿气特别大”，那怎么知道自己湿气特别大？其实这个更简单，我给大家说一个共性的东西，这个共性的东西就是中医当中说的痰湿体质。痰湿体质，就是水多了、油多了。所以痰湿、湿气指的就是水，抓住一个水一个油就可以了，那你就往外去拓展，这就是中医当中说“智者求同”这样的规律。

痰湿，也就是湿气，它会随着气机的升降出入，无处不到。它停留的部位不同，表现出来的症状就有很大的差异，但是根源都在于湿气，也就是中医当中说的“痰湿”“浊毒”。下面就从头到脚给大家介绍一下属于痰湿体质的人们的症状表现。

1. 整体神态：精神气不足

从整体神态上看：整天精神气不足，乏力，不愿意动。湿，重浊黏腻，就像淋一场雨，再看看身体，身上的水是不是如赘几千钱似的。这也属于痰湿体质。

2. 形体：肥胖臃肿

从形体上看，“望而知之谓之神”，肥胖臃肿。例如：我看到一个人从外边进到我的门诊，这个人高高胖胖的，他很可能就是痰湿体质，中医上讲“肥人多痰湿”。

3. 头面五官部

面部皮肤油脂较多，头油多，多汗且黏，头重如裹，眼睛模糊不清亮，口黏腻，咽喉不适

（1）面部皮肤油脂较多：从面色上看，面部皮肤油脂较多。有的人的脸色是油黑油黑的，说得通俗点就跟锅底灰似的，黑亮黑亮的，一摸这脸上，就会沾你一手的油。这就是我们中医当中说的，他体内的湿气特别重，他是一个痰湿体质。

（2）头油多：从头发上看，头油特别多，需要天天洗。这样的人，也是一个痰湿的体质。

（3）多汗且黏：有的患者出汗特别多，吃顿饭就出汗，这有可能是中焦有湿阻。如果多汗且黏，又怕热，以我的临床经验判断，一旦出现这样的症状，你去医院检查的话，血糖不是高就是处于一个高的边缘，这就是糖尿病的前兆。

（4）头重如裹：患者会感觉头昏昏沉沉的，头蒙蒙的，整天头脑不清醒，这就是痰浊蒙蔽清窍所致。

（5）眼睛模糊不清亮：我有一个患者朋友，用了我的浊毒清之后，反馈说眼睛看东西比以前清楚了，这是因为浊毒清去除了体内的浊毒，眼睛自然就清亮了。

（6）口黏腻：这说明体内的水湿比较重，也就是老百姓说的湿气重，我们中医说的痰湿。

（7）咽喉不适：老百姓有那么一句话，我有咽炎，嗓子老堵得慌，这是痰气阻截喉间，还是跟痰湿有关系。

痰湿、湿气，随着气机的升降出入无处不到，所以只要气乱了，或者在正常的前提下，只要有湿了，就会随着气机肆意乱窜。故此，这就是为什么我让患者用浊毒清的时候，往往会加上疏肝丸一起用，

因为肝是调节的人体气机的升降出入的平衡。

4. 躯体

颈项僵硬，胸闷痰多，打嗝，反食，腹部肥满松软，腿沉，腰酸。

（1）颈项僵硬：有的人觉得脖子非常僵硬，怀疑是不是有颈椎病，其实不管你有什么病，中医早已经看透，《素问·至真要大论》中说："诸痉项强，皆属于湿"，又是湿所造成的。

（2）胸闷痰多：胸闷痰多，甚则感觉到憋闷的时候会咳出白色的黏液。

身体困倦乏力，身体感觉到非常沉重。如果痰浊蒙蔽了心阳，就会造成胸闷；痰浊蒙蔽了心窍，就会感觉到胸痛，或者痛引肩背；在临床中还会影响心脏的功能化，心主神志和心主血脉，这两个都不正常。

（3）打嗝，反食：痰浊停留在胃，就会造成这个人经常打嗝，吃完饭了之后老是反食。有的患者就跟我反映说：高老师，我吃完饭了我就反，反的不是不消化的刚吃下去的食物，而是反的都是一口黏痰似的东西，或者是反上来一口水，但是我又没有喝汤、水之类的，就是吃了点米饭和菜，怎么会反出水来呢？

我们中医当中说，正常的胃中都会有一定量的停饮，也就是废水，还有停有一定量的食。但是过多的话就会影响胃的降浊功能，所以会感到胃胀，胃堵得不舒服，尤其是吃完饭以后不好消化。

（4）腹部肥满松软：有的人，大腹便便走不动，这样的情况是湿停留在腹部了。除此之外，湿要是再往里走的话，那就是在临床中见到的胸水、腹水这样的现象。

湿再往内脏走的话，就更可怕了，有的人看着不胖，可是他长了一肿瘤，肝脏的肿瘤，脂肪肝，甚则肝内的血管瘤也产生了，血脂还稠。有人就疑问，这么瘦的一个人，血脂怎么还会稠呢?

这就是我讲到的痰湿，当痰湿停留在血管里，渗透到血管里就会形成高脂血症、高黏血症、高血糖、高血压、梗死等病证；如果再渗透到五脏里边，就会形成五脏病变。

（5）腿沉，腰酸：腿沉得跟灌铅似的，腰上也觉得酸困，腰为肾之府，水往低处流，所以流到肾的府邸这了。

5. 两性、二便

白带增多，阴囊潮湿；小便异常，大便黏腻不畅。

（1）女性白带增多。不管是黄带还是水带，这是寒湿交结，白带的增多。妇科的子宫肌瘤、盆腔积液、卵巢囊肿，这些都跟痰湿有一定的关系。

（2）男性阴囊潮湿。

（3）小便异常，大便黏腻不畅。小便的量多或少或黄等的小便的异常，还有大便的黏腻不通畅。

6. 皮肤

牛皮癣，湿疹，手指起汗疱疹。

（1）牛皮癣，湿疹：随着体内的湿的加重，有些人会表现在外边，比如说牛皮癣，或者湿疹，这些都是痰湿，也就是说体内湿气重的表现。

（2）手指起汗疱疹：由于小儿独特的生理特点，在天热的时候或者伏天的时候，小手指头上会出现白白的小疱，就是汗疱疹，这也是湿气重的表现。

以上就是给大家说到的痰湿的表现，基本上，给大家从头说到脚了。所以大家看到了，湿气是无处不到的。那么为什么湿气会无处不到呢？就是因为肝的疏泄功能不好了。那么肝能够起到什么作用呢？我一般这么给患者解释，我说你一定要用外在的自然界的环境，来想象我们中医的人体是什么样的，这是“天人相应”的整体观。

外边的树，我们大家都知道，对于小树，我们需要每天或者每月的某个时间定期就得给它浇水，不然容易旱死。可是大树一旦形成了，基本上一年浇两次水就足够了，剩下的就靠自然界的水了。

为什么大树能够深深地扎根于地下，地底下的土叫脾土，上面那一层叫胃土。脾胃是一体的，都属土，但是，一个是阳明燥土，一个是太阴湿土。中医有那么一句话，“脾为生痰之源”。能够把地底下的水拔出来，通过光合作用等拔到上面布散到天空中去，这就是我说的肝的功能。所以，这就是为什么疏肝丸和浊毒清一块搭配好用的原因。

（四）特性

1. 外形

形体肥胖，腹部肥满松软。

这要视体内湿气的严重程度来说，一般痰湿重的人他的形体是肥胖的，腹部是软软的，也就是我们说的“形体肥胖，腹部肥满，口中黏腻”。我就是属于痰湿体质，初次找我看病的人到门诊上一看，都会说：高老师，您看起来好年轻，你看你这脸嫩得都能掐出水来似的，其实这也是痰湿。

2. 心理特征

性格偏温和、稳重，多善于忍耐。

但凡接触我的患者都知道，高老师非常有耐心，每次都跟我们把病情解释得非常透彻，当然这基于我懂这个病证，所以我能把它说得特别透彻。但这从侧面又说明我的心理特征，我是偏于温和稳重，多善于忍耐。痰湿体质的人，多是不善于和人争斗，只要不是触及底线的事情，都是退一步海阔天空的处世态度，这是痰湿体质的人的心理特征。

3. 对外界的适应能力

往往在梅雨季节，也就是说湿气特别重的环境不太适应，难以接受。

（五）易患疾病

首先就是哮喘，因为哮喘病机是痰饮伏肺。其他疾病如肥胖、高脂血、高血压、糖尿病、痛风，冠心病、脑血管病等等，这些疾病都与体内形成的痰湿相关，所以痰湿体质的人对这一类的疾病有易感性。

（六）饮食注意

1. 能够祛湿的食物

最好的药物就是我们的食物。在疾病初期时，体内痰湿还没有很重，我们可以通过食用味淡性平的食物来祛除湿气。这些食物有新鲜的瓜果蔬菜，如冬瓜、萝卜、海带等。除此之外还可以多食用一些有甘淡渗利作用的粥，如薏米粥、茯苓粥、山药粥等。要注意的是山药是指长条的怀山药，而不是红薯。

祛除痰湿除了改变日常饮食，也要在生活方式多加注意，要多进行户外运动，衣服一定要选择透气的材质来往外散湿。

2. 体内有湿气者饮食禁忌

有的患者会问：高老师，我们吃哪些东西容易造成我们体内的湿气加重呢？那就是肥甘油腻的食物。黏腻的、油炸类的，例如油条、炸糕、蛋糕甜食还有酒。有的人爱喝啤酒，这是寒湿，爱喝白酒就是湿热。这些食物会加重体内湿气，因此体内有湿气的人更要少吃这类食物。

二、痰湿证

（一）代谢途径

下图是中医上说的祛除体内湿气的几大途径。（图 26）

一是伴随着大便将我们把体内的湿排出去一部分。

二是靠脾的运化的功能。脾主要运化水谷和运化水湿。

三是在脾运化水湿的功能差的时候，脾利用运化功能将湿转至各部位来供人体正常滋润濡养的需要，大部分会归到肺，通俗地讲，就像浇地的轮毂似的，交给肺以后，因为“肺为水之上源”，通过肺的宣发和肃降的功能，将湿气排出去。宣发是通过汗液和呼出去的形式，所以这就是为什么让大家穿透气的衣服，目的是让体内的水液能够透出去。通过呼浊排湿，每时每刻都在发生，只是在冬天表现得比较明显，比如从外面进来特别冷，我们哈一下手，手上是湿湿的感觉，这就是呼浊。

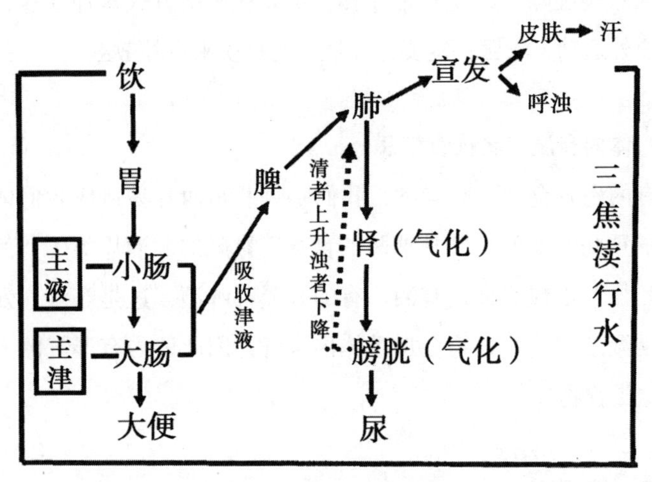

图 26　痰湿的代谢途径

四是通过肺的速降功能，将湿气下降到肾，通过肾的气化功能，把膀胱作为一个储存和排泄尿液的地方，以尿的形式排泄出来。

五是三焦决渎水液。三焦有气化水液的功能。气化三焦有一个非常典型的病例：曾经有一个咳嗽的患者来找我看病，到我这儿的时候，他吐的痰都是黄水。大家可能会有疑问，别人吐的痰都是白色或黄色的，稠的或块状的，他这个怎么会是黄水呢？这是因为三焦寒到了极致，不能够把水转化成水蒸气了，就在此堆积所导致的。

（二）产生原因

体内正常情况下是存在少量水液的，但是正常的水液在体内蓄积了就是病理产物，也就是水饮。它来源于我们的食物，如馒头米饭。瓜果蔬菜等都是有水分存在的，没有水分，是无法下咽的。例如馒头，风干几天那就成砖头了。还有通过喝汤、喝水等方式进入到胃里，在小肠主液大肠主津的前提下，有一部分水走肠间，这就是我们润肠通便丸的好用之处，也就是增水行舟。

（三）危害

痰湿水饮的危害：当它渗注于血脉时，形成痰瘀互结，阻碍血液的运行；渗注于脏腑，就会阻碍脏腑气机的运行；尤其是影响肺、脾、肾的功能，这都与肝的疏泄有关系，会影响到水液的代谢；痰饮蒙蔽了心后，就会出现神志的异常。所以我们中医有一句话叫“百病皆由痰作祟”。此时他已经形成毒，也就是浊毒侵袭了你的机体，使其生病。

（四）治疗

在中医的理论中，汗和尿是两大排湿的途径，呼出去的一部分和大便中的一部分都只是小部分。水肿的治则是“腰以上肿者，当发其汗；腰以下肿者，当利其小便。”在临床中，治疗上半身水肿的时候，我们都要让他发汗，只要汗出了，水就能排出去，这个人的水肿也就消除了。所以说，一看你是哪个部位的湿，我就知道用什么方法。

关于痰湿的治疗，要从以下几方面入手：

1. 从饮食结构当中调整，如食用甘淡渗利的食物或饮品来利小便。

2. 从运动当中发汗。

3. 湿重时清浊毒，并且随着气机的升降出入无处不到，瘀堵到哪里哪里就会出现病理反应。所以这就是为什么我在患者咳嗽咳痰时用浊毒清，头脑不清、头重如裹时用浊毒清，大便黏腻的时候还用浊毒清，因为这些症状都是体内的浊毒引起的，浊也就是痰湿停留在体内的时间较长，变成浑浊的水了，并且侵犯了机体，从而造成组织结构的变化。生活中你看那臭水废水都是浑浊的，也就是这个道理。其实这也正体现了中医的“异病同治”的原则。

【病例展示】（图 27，图 28）

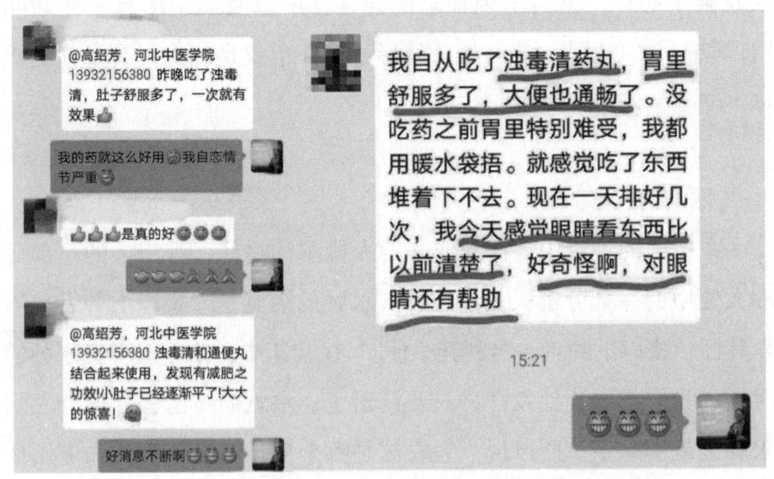

图 27　信息反馈 7

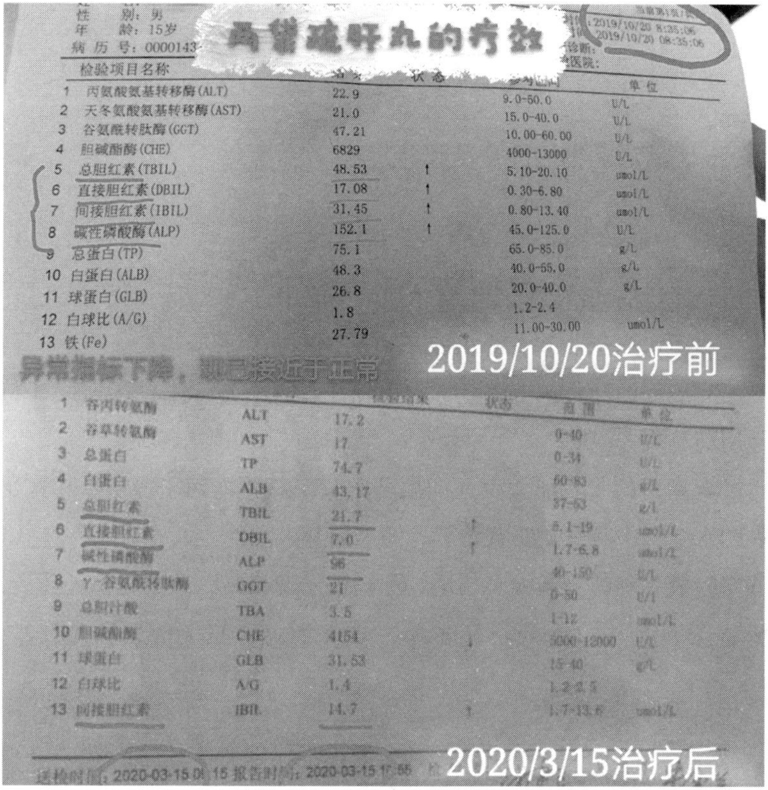

性　别：男
年　龄：15岁
病 历 号：0000143

	检验项目名称	结果	状态	参考区间	单位
1	丙氨酸氨基转移酶(ALT)	22.9		9.0-50.0	U/L
2	天冬氨酸氨基转移酶(AST)	21.0		15.0-40.0	U/L
3	谷氨酰转肽酶(GGT)	47.21		10.00-60.00	U/L
4	胆碱酯酶(CHE)	6829		4000-13000	U/L
5	总胆红素(TBIL)	48.53	↑	5.10-20.10	umol/L
6	直接胆红素(DBIL)	17.08	↑	0.30-6.80	umol/L
7	间接胆红素(IBIL)	31.45	↑	0.80-13.40	umol/L
8	碱性磷酸酶(ALP)	152.1	↑	45.0-125.0	U/L
9	总蛋白(TP)	75.1		65.0-85.0	g/L
10	白蛋白(ALB)	48.3		40.0-55.0	g/L
11	球蛋白(GLB)	26.8		20.0-40.0	g/L
12	白球比(A/G)	1.8		1.2-2.4	
13	铁(Fe)	27.79		11.00-30.00	umol/L

2019/10/20治疗前

			[illegible]	状态	范围	单位
1	谷丙转氨酶	ALT	17.2		0-40	U/L
2	谷草转氨酶	AST	17		0-34	U/L
3	总蛋白	TP	74.7		60-83	g/L
4	白蛋白	ALB	43.17		37-53	g/L
5	总胆红素	TBIL	21.7	↑	5.1-19	umol/L
6	直接胆红素	DBIL	7.0	↑	1.7-6.8	umol/L
7	碱性磷酸酶	ALP	96		40-150	U/L
8	γ-谷氨酰转肽酶	GGT	21		0-50	U/l
9	总胆汁酸	TBA	3.5		1-12	umol/L
10	胆碱酯酶	CHE	4154	↓	5000-12000	U/L
11	球蛋白	GLB	31.53		15-40	g/L
12	白球比	A/G	1.4		1.2-2.5	
13	间接胆红素	IBIL	14.7	↑	1.7-13.6	umol/L

送检时间：2020-03-15 0[illegible] 15 报告时间：2020-03-15 1[illegible]

2020/3/15治疗后

图 28　信息反馈 8

由此可见，清除体内浊毒，恢复气机的升降出入的运行方式，非常符合现代人发病的规律，在很多病证当中同样适用。大家了解了湿气是怎么形成的又会对机体造成什么影响后，对以后如何选择正确的生活方式以及药物就更加明了了。

煎药过程的注意事项

一、普通药物的煎煮及服药方法

（一）煎煮方法

1. 煮药的锅：砂锅或不锈钢锅，不能用铁的或者铝的。

2. 冷水泡药半个小时，加 2500 ～ 3000mL 水。

3. 泡完的药直接上锅煮，大火烧开后转小火计时 1 个小时。（特殊用药见袋中说明）

4. 煮药的水不能太少，如果药熬糊了就不能用了，要是一开始加的水少，中间感觉要煮干了，停火加开水。

5. 最后剩的药汤太多的话，把药渣子滤出来，单独耗一耗药汤，浓缩一下，最后 1 剂药剩 500mL（一瓶矿泉水）左右的药汤。（图 29）

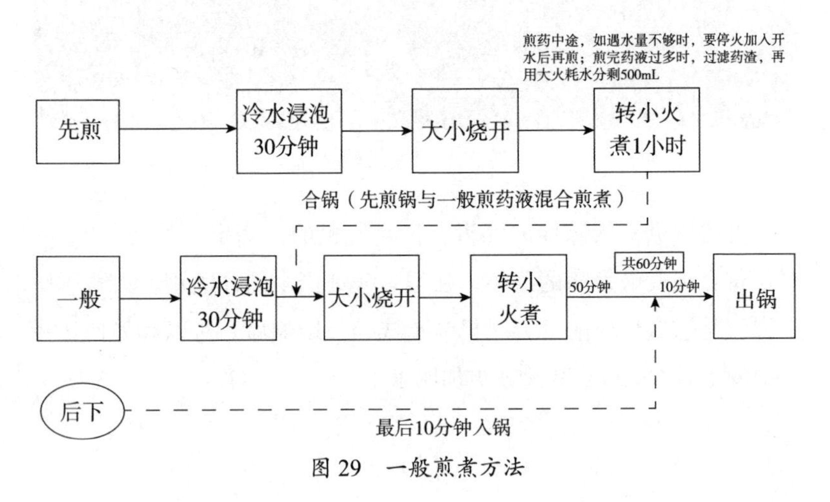

图 29　一般煎煮方法

（二）服药方法

1. 饭前半小时或者饭后一个小时服药，要是饭前喝不舒服的话可以饭后喝，跟吃饭隔开时间，否则有可能胃里不舒服。

2. 一顿喝 150mL 左右（小茶杯一杯），一天 3 顿左右。一顿不能喝太多，否则会造成胃不舒服。

二、感冒药物的煎煮及服药方法

1. 煎药用锅

砂锅或不锈钢锅，不能用铝锅、铁锅。

2. 水量

一般开始加水量为一剂 2500mL（约 5 瓶 500mL 矿泉水），最后出锅，过滤后剩 500 ～ 600mL（1 瓶多一点）。

3. 煎煮方法

在冷水中浸泡 30 分钟，然后大火烧开后转中火煮 30～40 分钟，煎煮完成。

注：煎药中途，如遇水量不够时，要停火加入开水后再煎；煎完药，如若药液过多，可先过滤后把药液再耗耗水分。

4. 服药说明

边煎边服，在转中火开锅后 5 ～ 10 分钟时，舀出一小碗喝完，再过十分钟再舀出一小碗再喝完，再熬十分钟后关火，将药倒出来过滤。剩下的药要分多次服用，中病即止（服药后，盖上被子，若此时微汗出，即可停药），不可过服。

5. 饮食宜忌

宜清淡饮食，忌食生冷、辛辣、油腻之品。

三、临床常用的特殊药物煎煮方法

1. 先煎的药物：炮附子、生附子、川乌、草乌、石决明、水牛角、鳖甲、龙骨、牡蛎、石膏等药物要先煎。

方法：在冷水中浸泡半小时，大火烧开后转小火煮1小时，然后将药液与其他用冷水浸泡后的药物，一起按照普通药物的煎煮方法煎煮。

2. 后下的药物：大黄、肉桂、木香、白蔻仁、钩藤、砂仁、苦杏仁等，其中砂仁和苦杏仁需要捣碎后后下。

3. 人参要另煎。

4. 冲服的药物：朱砂、芒硝、白及、三七粉等。

5. 包煎的药物：生附子、蒲黄、滑石、车前子等。

中医诊治过程中的瞑眩反应

中医中的瞑眩反应，又称调理反应，排病反应。指身体经过中药或针灸推拿等适宜技术调理，大部分人都会出现的一种身体不适症状或发病状态。少则一两天，多则几个星期甚至数月，每个人出现的轻重程度也不相同。瞑眩反应对身体是有很大好处的，是人体病态平衡被打乱，重新调整为健康平衡的一种现象，是人体免疫系统被激活，人体脏腑功能恢复的表现。

瞑眩反应出现的症状有：流鼻涕，白天想睡觉，全身无力，咽干舌燥，尿频、排气多，头昏头重，精神不振，轻微的鼻出血，胸口发闷、疼痛，没有食欲，恶心、呕吐，腹泻、腹胀、便秘，眼睛发红、分泌物多，皮肤瘙痒出现皮疹，排便出血或出现血块，出现紫癜，轻微浮肿，咳嗽，全身酸痛，低烧或发冷，食欲不振等等，和平时的生病状态差不多。

认识排病反应真的很重要，比如身体通过正确的方法治疗已经好转，开始排病，由于不理解身体的排病反应，以为是疾病复发，认为这种方法没有效果甚至起了反作用而放弃，那么疾病将永远不会康复。

在临床中下面的几种患者容易出现瞑眩反应：

1. 调整速度快的人，也就是采取的治疗手段多而刺激量大的人。

2. 年纪比较大的人。

3. 身体虚弱、疾病程度严重的人。

4. 过敏性或敏感性体质的人，如哮喘患者、慢性气管炎等。

5. 人体内各种外源性毒素和内源性毒素积累比较多的人。

6. 五脏功能有异常者，如高血糖、高血压、高血脂、高血尿酸、低血压等。

7. 免疫力提升较快的人。

8. 曾经有内伤的人，包括骨、关节、韧带和肌肉等组织器官的损伤；风湿、类风湿患者。

9. 长期吃西药的人，尤其用过激素的人。

我们除了要认识瞑眩反应，我们还要会判断到底是出现身体不适的症状还是因身体免疫力上升而出现的排病反应。这主要是靠自身的感觉，也就是自己是否感到整个人有精神气，有力气，有食欲等等。不能单一的依靠医院检查的各种指标，因为这是西医的思维方式，这个时候去检查，指标可能会高出平时很多，从而受到西医的影响而终止身体的康复治疗。我们要综合地判断。

【验案选录】

患者，李某，男，43岁，长期在新加坡居住，一直在室温平均17℃的环境中工作，有诸多不适，于2020年5月31日就诊。

刻下症状：眩晕，一过性失忆，眼紧张，耳堵，口干不欲饮，恶心，颈项强痒凉，大便失禁，腹部发凉，腹泻，小腿憋胀酸烦，怕冷，肌肉蠢动，早泄，性功能非常差，症状是没有欲望、挺而不坚、时间短，舌暗红中后腻，脉弦滑。病史：高脂血症，痛风，肝功能异常，耳石症，发际疮，腰骶裂。

处方：茯苓30g，泽泻60g，川牛膝30g，石菖蒲30g，葛根60g，红花10g，炮附子30g（先煎），山萸肉60g，防己40g，生附子10g（包煎、先煎），干姜10g，炙甘草10g，苍术50g，木瓜30g，麻黄10g，细辛10g。

服药后腹泻，一天4～5次，但是没有不舒服的感觉，自觉从后脑勺往外透风，手心脚心也是发凉，感觉全身怕冷得厉害，但是用药7天后透风症状消失，诸症减轻，全身轻松，非常高兴，这就是用药得当，药物直中靶点，所用药物温通，中医认为“非寒不泄”，用热性药物出现腹泻就是把身体内的陈寒痼疾融化从二便而出的排邪反应，往外透风也是一样的道理，所以患者诸症减轻，缩短疗程！

小儿积滞发热的调养法

小儿积滞发热是在我们的日常生活中很常见的情况。小儿因为脏腑功能发育不健全，尤其胃肠道的功能比较弱，如果父母喂养不当，容易发生积食，食积了就容易造成食积发热。中医认为，小儿积滞发热是因为消化不完的食物积滞在胃里面，很快就会郁而化热，蕴蒸于外，就会引起小儿体温增高。

那么当我们遇到小儿积滞发热应该怎么办呢？下面教给大家几个调养法：

一、代茶饮：蚕沙竹茹陈皮水

蚕沙竹茹陈皮水是一个民间退热秘方，对于高热不退现象有很好的治疗效果。

用法：蚕沙、竹茹、陈皮各10g，加两碗水煮成一碗，开锅再煮三分钟即可。

蚕沙，入肝经，可以祛风、活血；入脾经，可以燥湿、止泻；入胃经，可以和胃、化浊。这些作用综合起来，在这个方子中，就能退烧、止吐，还能解除由于感冒发热引起的头痛和全身疼痛。

竹茹，一般人可能听着陌生，其实它就是竹子的中间层。把竹子最外面一层绿色的皮刮掉，露出里边青白色的部分，把它一条条刮下来晾干就是中药竹茹了。竹茹的作用是清火，而且是清上面的火，竹茹可以清心火，凉血；可以清肺火，化痰；可以清肝火，除烦；可以清胃火，止吐。用在这个方子中，加强退烧、止吐的作用。

陈皮，它能解表、温中散寒，也就是说，它既能散风寒、化痰、止咳，调理上呼吸道感染，又能温胃、止吐、缓解消化不良。竹茹是偏凉的，配上温性的陈皮，寒热就平衡了。

蚕沙、竹茹、陈皮都是常用中药，很容易买到。这三味药都耐贮存，可以放很久也不变质。买来以后，放在家里长期备用，当小儿积滞发热时就可以煮点蚕沙竹茹陈皮水喝。

二、肚脐贴敷

中药贴敷根据中医辨证论治原则，一人一方。不只是药物的作用，同时还有穴位的刺激，经络的调节作用。持久给药且维持恒定血药浓度；药物不经消化道，避免胃酸对药效的破坏作用及肠胃的刺激；绕过肝脏首过效应，减轻对肝、肾等脏器的毒性损害。

所以中药贴敷调理小儿脾胃优势在于不刺激脾胃，不给脾胃增加负担。通过药物刺激穴位和经络的作用，促进脾胃运化，减轻脾胃负担，从而增进脾胃功能正常。

中药贴敷技术的六大优势：

1. 持久给药且维持恒定血药浓度。

2. 药物不经消化道，避免胃酸对药效的破坏作用及对胃肠的刺激。

3. 绕过肝脏首过效应，减轻对肝、肾等脏器的毒性损害。

4. 提高人体免疫力。

5. 杜绝打针、输液，抗生素、激素的滥用、危害及风险。

6. 使用方便，疗效显著，患者无痛苦。

三、点刺四缝

在临床中，中医适宜技术非常好用，比如说小儿的积滞我们扎个四缝就可以解决。扎四缝算是祖传的，我奶奶在农村里就是看小儿病的，肚胀、积食、发热扎个四缝基本上是一次就好了。

大家都知道四缝在哪，但不一定都会扎。扎四缝应该拿采血针扎，但有的人没有一点临床经验，用一寸长的针灸针。我们应该把小孩的手掰开之后，大家用眼睛会看到四缝这有深深的小坑，扎完往往会有白色的黏液出来。

有的扎不出来白色的黏液有两种情况：一个是小孩没有积滞到一定的程度，病情轻；另一个就是没扎对。为什么有的能扎出来有的不能扎出来？例如同样的地方，我把它放大了，如果你扎到深坑旁边的点的时候，你是扎不出来的，所以大家找到深深的坑之后，要对着深深的坑底去扎。水往低处流，有时候扎完不用挤自己就出来，有时候需要挤一挤。扎四缝不是扎一个挤一个，而是四个手指一块扎完，然后挤一遍擦一遍。

小孩发热，先给他扎四缝，然后烧相应的会退下来点，但是他还没有完全退下来，摸着头还是有点热，这时候紧接着给他用点脾胃舒。有的家长说晚上孩子还是有点烧，38℃多点，这种情况不用着急，慢慢养着就行了，总会有个过程，第二天就没事了。所以大家不要那么急，你整个的思路以及治疗是对的，就不用怕，剩下的就是时间问题了。

在临床中还可以进行小儿推拿按摩，关键在于辨证。这是我们说的吃黏滑的东西造成积滞发热的问题，大家不要盲目地用一些退烧药、抗生素等，用中医的辨证就可以了，如果再不行，这时候我们可以用一些消食导滞的药。

后记

今年因为受新型冠状病毒肺炎的影响，我被迫“宅”在家里，每天关注着疫情的新动态和治疗方案，我心急如焚，于是向学校领导申请要去武汉一线，但是校领导主要考虑我的身体原因（2019年10月底，我的双膝做了个微创手术），未予批准。于是我就转战笔尖，写了这本书，这也是我多年以来的一个心愿，想把自己对中医的一点见解和各位同人分享，为祖国大健康事业贡献一份我的力量。

本书主要是从我的临床病例入手，将艰涩难懂的中医经典理论，以深入浅出的方式应用到临床，四诊合参，对外感病证进行辨证论治。用药效仿李可老中医，突破十八反、十九畏的限制，在临床中只注重辨证论治，当用就用！但是不建议初学者效仿。再结合“三分治，七分养”的理念，将中医效如桴鼓的本色展现得淋漓尽致，后期也会出版一本《您的健康您作主》的科普图书。在本书“中医杂谈”章节，也有我对临床多种疾病的一家之言，其实这也是我即将要完成的事情，将其他系统疾病也以病例的形式呈现出来，对其进行辨证。本书以肺系疾病——外感发热咳喘为主，以后还会出关于脾系、心系、肾系疾病以及疑难病证的中医专业类系列丛书，请各位同人多多关注。

高绍芳

2020年6月